实用百花治百病

编 著

宋纬文

海峡出版发行集团 | 福建科学技术出版社
THE STRAITS PUBLISHING & DISTRIBUTING GROUP | FUJIAN SCIENCE & TECHNOLOGY PUBLISHING HOUSE

图书在版编目（CIP）数据

实用百花治百病 / 宋纬文编著 . —福州：福建科学
技术出版社，2021.10
　　ISBN 978-7-5335-6535-0

　　Ⅰ . ①实… Ⅱ . ①宋… Ⅲ . ①植物药 Ⅳ .
① R282.71

中国版本图书馆 CIP 数据核字（2021）第 168039 号

书　　名　实用百花治百病
编　　著　宋纬文
出版发行　福建科学技术出版社
社　　址　福州市东水路 76 号（邮编 350001）
网　　址　www.fjstp.com
经　　销　福建新华发行（集团）有限责任公司
印　　刷　福州德安彩色印刷有限公司
开　　本　889 毫米 ×1194 毫米　1 / 32
印　　张　7.375
图　　文　236 码
版　　次　2021 年 10 月第 1 版
印　　次　2021 年 10 月第 1 次印刷
书　　号　ISBN 978-7-5335-6535-0
定　　价　38.00 元
　　　　　书中如有印装质量问题，可直接向本社调换

编者的话

中华本草，博大精深。中华本草从第一部本草学专著《神农本草经》到李时珍历时27年编纂而成的"中国古代百科全书"《本草纲目》，再到吴其濬的本草图谱《植物名实图考》，跨越了2000多年。这2000多年谱写了传统药物学的发展，也见证了中华民族与疾病的斗争历史。

中华医药，守正创新。中华本草是中医药的传承载体和发展脉络的体现。近现代的医家对本草也多有阐发和挖掘，如张山雷的《本草正义》，又如集全国中医药界集体智慧、多学科协作完成的巨著《中华本草》。在新冠肺炎的防治中，中医药人肩负使命，凸显了中医药不可替代的作用。中医药是世界文化遗产宝库中的一颗璀璨明珠，为中华民族的繁衍和世界人民的健康做出了重要贡献。

中医发展，恰逢其时。党的十八大以来，习近平总书记多次对中医药发展做出了重要论述，为新时代传承发展中医药事业提供了根本遵循和行动指南，出台了一系列相关政策，中医药的发展上升为国家战略并进入新的历史发展时期。

本草，是诗人笔下风姿绰约的存在，更是中医医生手中的救命"仙草"，具有文化与医药的双重属性。本系列图书"百草药苑"按药用部位分册，每册分别收载以全草、果、花等为药用部位的药用植物各100种，兼顾实用性与观赏性，图文并茂呈现本草特征，引经据典列述其药性与偏验方，希冀对百姓识中医、认草药有所帮助，对传播中医药文化有所裨益。需要提醒读者注意的是，本书所载草药知识仅供读者学习参考，请读者务必在专业医生指导下用药。

本书出版过程中得到福建省高校人文社会科学研究基地"传统本草文化传承研究中心"[中心建设文件批复号（闽教科〔2019〕28号）]、厦门医学院闽台青草药研究室的支持和帮助，在此表示感谢。

实用百花治百病 **目 录 Contents**

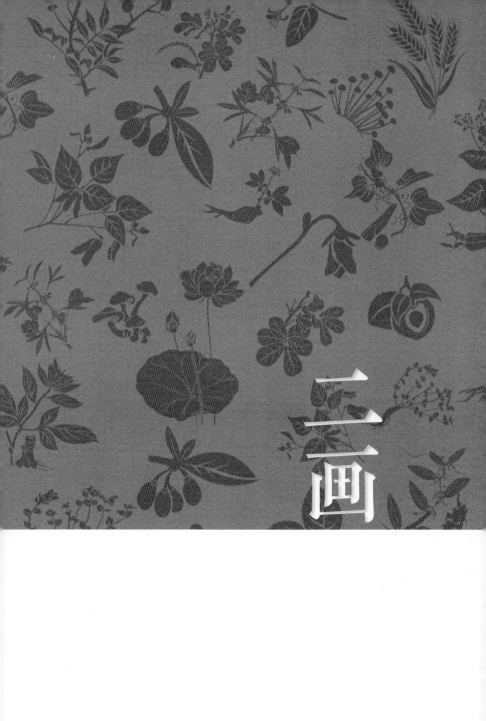

二画

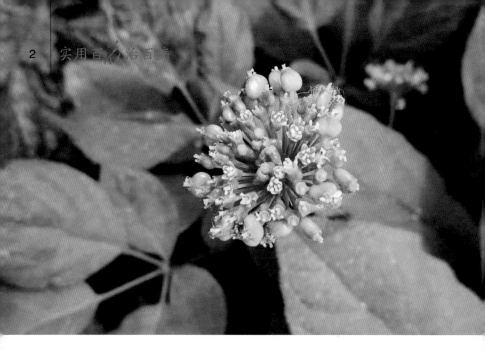

▶ 人参花

【别　　名】神草花、参花。

【来　　源】为五加科植物人参 *Panax ginseng* C. A. Mey. 的花序。

【识别要点】多年生草本。伞形花序单一顶生，每花序有 10~90 朵花，集成圆球形；花小；花萼绿色，5 齿裂；花瓣 5，淡黄绿色，卵形；雄蕊 5；花柱 2，基部合生。花期 5~6 月。

【生境分布】生于落叶阔叶林或针叶、阔叶混交林下，或栽培。分布于东北，以及河北北部。

【性味功能】味甘、辛、微苦，性微温。补气强身，延缓衰老。

【用量用法】3~6 克，开水冲泡代茶。

【使用禁忌】实证、热证者慎服。

【民间验方】*1.* 胃癌：人参花 15 克，灵芝、仙鹤草各 30 克，水煎服。
2. 肺癌：人参花 15 克，灵芝、半枝莲、薏苡仁、夏枯草各 30 克，天冬 20 克，水煎服。

3. 消化不良：人参花 10 克，扁豆花 20 克，混匀，分 3 次
开水冲泡代茶。

4. 气虚：人参花、玫瑰花各 2 克，金盏花 1 克，黄芪 3 克，
开水冲泡代茶。

5. 心烦气躁、虚火上炎：人参花 5 克，酌加冰糖，开水冲
泡代茶。

【典籍说药】《中华本草》："补气强身，延缓衰老。主治头昏乏力，
胸闷气短。"

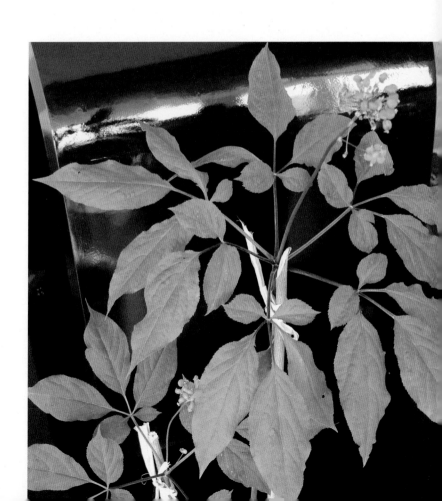

三画

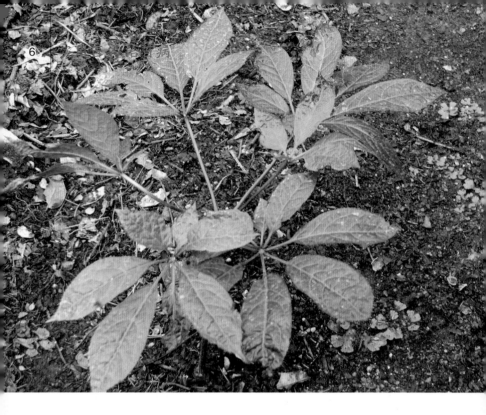

▶三七花

【别　　名】田七花、山漆花、金不换花。

【来　　源】为五加科植物三七 *Panax notoginseng* (Burkill) F. H. Chen ex C. H. Chow 的花。

【识别要点】多年生直立草本。伞形花序单生；有花80~100朵，花梗被微柔毛；花小，基部具鳞片状苞片；花萼5齿裂；花瓣5，黄绿色，长圆状卵形；雄蕊5；花柱2。花期6~8月。

【生境分布】生于山坡丛林下，或栽培。分布于四川、云南、广东、广西、湖北、江西等地。

【性味功能】味甘、微苦，性凉。清热生津，平肝降压。

【用量用法】内服适量，开水冲泡代茶。

【民间验方】 *1.* 高血压：三七花 3 克，开水冲泡代茶；或三七花、槐花、菊花各 10 克，混匀，分 3~5 次用开水冲泡代茶。

2. 眩晕：三七花 10 克，鸡蛋 2 个，煮熟，把鸡蛋壳敲裂，再煮 30 分钟，分 2 次，吃蛋喝汤。

3. 肝火上炎：三七花 15 克，桑叶 12 克，开水冲泡代茶。

4. 渴饮、咽痛音哑：三七花适量，泡开水频服。

5. 急性咽喉炎：三七花 3 克，青果 5 克，开水冲泡代茶。

6. 耳鸣：三七花 5~10 克，酒 50 毫升，加水煮沸，待冷食用，连服 1 周为 1 个疗程。

【典籍说药】 *1.*《中药大辞典》："生津，平肝。主治津伤口渴，咽痛，音哑，眩晕。"

2.《中华本草》："清热生津，平肝降压。主治津伤口渴，咽痛音哑，高血压病。"

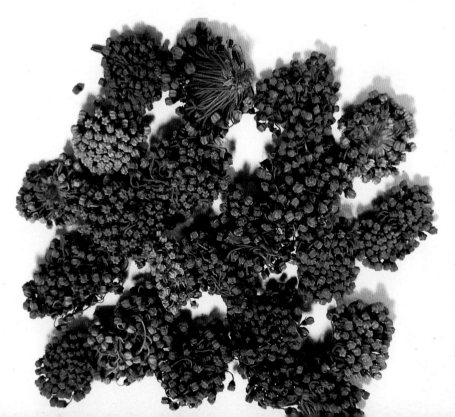

▶ 万寿菊花

【别　　名】千寿菊、万盏菊、金花菊、金鸡菊、金菊、黄菊。

【来　　源】为菊科植物万寿菊 *Tagetes erecta* Linn. 的花序。

【识别要点】一年生草本。头状花序单生，花序梗顶端棍棒状膨大；总苞杯状，先端具齿尖；舌状花黄色或暗橙色，舌片倒卵形，基部收缩成长爪；管状花，花冠黄色，先端5齿裂。花期7~9月。

【生境分布】为常见园林观赏花卉之一。全国各地均有栽培。

【性味功能】味苦、微辛，性凉。清热解毒，止咳化痰。

【用量用法】3~9克，水煎服；外用适量，捣烂敷，或煎水洗患处。

【使用禁忌】脾胃虚寒者慎用。

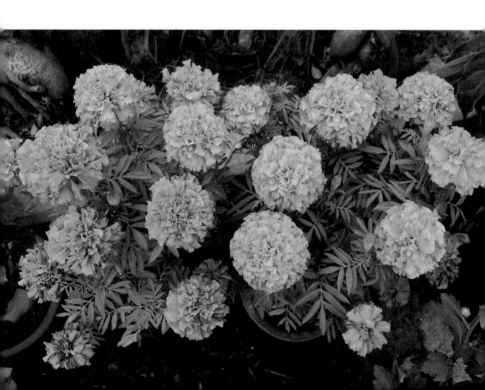

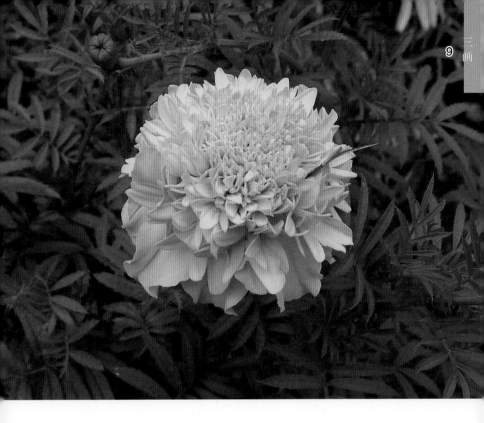

【民间验方】 *1.* 高血压：万寿菊、夏枯草各15克，鬼针草30克，水煎服。

2. 风热感冒：万寿菊10克，一枝黄花20克，水煎服。

3. 肺热咳嗽：万寿菊10克，水煎兑蜂蜜服。

4. 急性结膜炎：万寿菊、野菊花各15克，冬桑叶10克，水煎服。

【典籍说药】 *1.* 《中药大辞典》："平肝，清热，化痰，解毒。主治眩晕，小儿惊风，咽喉肿痛，痰热咳嗽，百日咳，目赤肿痛，口糜，牙痛，疟腮，乳痈，闭经，血瘀腹痛，痈疮肿毒。"

2. 《中华本草》："清热解毒，化痰止咳。主治上呼吸道感染，百日咳，结膜炎，口腔炎，牙痛，咽炎，眩晕，小儿惊风，闭经，血瘀腹痛，痈疮肿毒。"

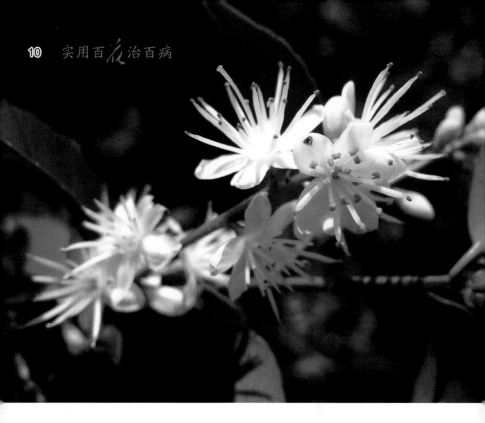

▶ 山矾花

【别　　名】郑花、琦花、山蒙花。

【来　　源】为山矾科植物山矾 *Symplocos sumuntia* Buch.-Ham. ex D. Don 的花。

【识别要点】乔木。总状花序被展开的柔毛；苞片阔卵形至倒卵形，密被柔毛；小苞片与苞片同形；萼筒倒圆锥形，无毛；花冠白色，5 深裂几达基部。花期 2~3 月。

【生境分布】生于山谷、溪边灌丛、山坡林下。分布于江西、浙江、福建、广东、湖南、湖北、四川等地。

【性味功能】味苦、辛，性平。理气化痰。

【用量用法】6~9克，水煎服；外用鲜品适量，捣烂敷患处。

【民间验方】1. 咳嗽胸闷：山矾花9克，陈皮6克，菊花3克，水煎代茶。
2. 小儿消渴：山矾带花枝梢30克，甘蔗茎梢15克，水煎代茶。
3. 蜂螫伤：鲜山矾花适量，揉烂擦患处。

【典籍说药】《中华本草》："化痰解郁，生津止渴。主治咳嗽胸闷，小儿消渴。"

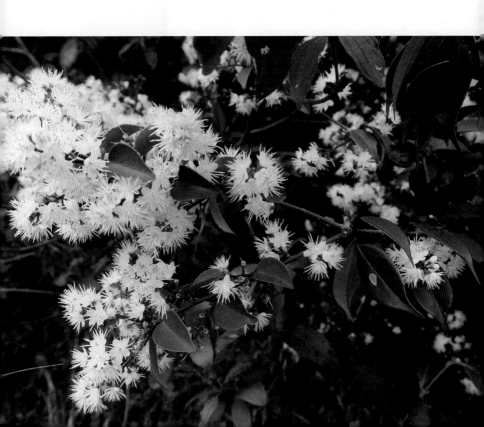

▶山茶花

【别　　名】茶花、红茶花、大茶花、宝珠花。

【来　　源】为山茶科植物红山茶 *Camellia japonica* Linn. 的花。

【识别要点】常绿灌木或小乔木。花两性，单生或对生于叶腋或枝顶，大红色；萼片5，外被白色柔毛；花瓣5~7，栽培品种多重瓣，有白色、淡红色等颜色；雄蕊多数；花柱先端3裂。花期4~5月。

【生境分布】为常见、著名观赏花卉之一。全国各地多有栽培。

【性味功能】味甘、苦、辛，性凉。凉血止血，散瘀消肿。

【用量用法】6~10克，水煎服；外用适量，研末调敷患处。

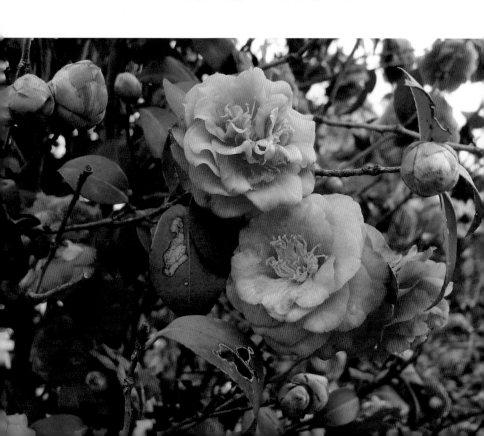

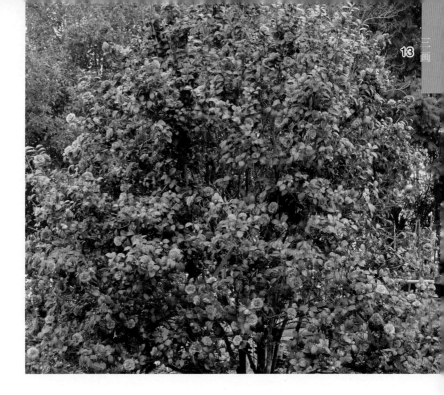

【使用禁忌】孕妇慎服。

【民间验方】 *1.* 肺结核咯血：山茶花 10~15 克，水煎，酌加冰糖调服。

2. 吐血：山茶花、茄根各 15 克，白糖适量，水煎服。

3. 痔疮出血：山茶花、槐花各 15 克，水煎服。

4. 胸闷心烦、烦躁易怒：山茶花、合欢花各 10 克，水煎服。

5. 哺乳期乳头皲裂：山茶花适量，焙干，研极细末，麻油适量调涂患处，每日 3~5 次。

【典籍说药】 *1.*《本草纲目》："治汤火伤灼。"

2.《百草镜》："凉血破血止血，涩剂也。消痈肿、跌扑，断久痢，肠风下血、崩带、血淋、鼻衄、吐血，外敷灸疮。"

3.《本草再新》："治血分，理肠风，清肝火，润肺养阴。"

4.《本经逢原》："山茶花生用则能破宿生新，入童便炒黑则能止血。"

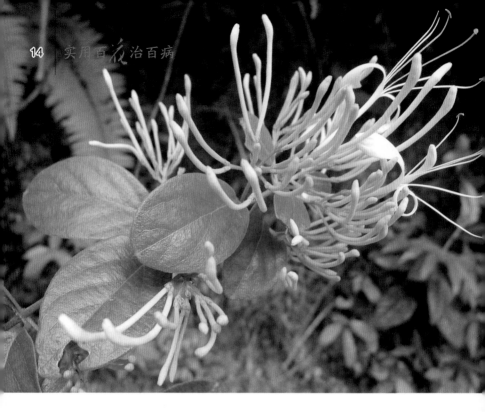

▶ 山银花

【别　　名】银花、双花、金银花、大银花、红腺忍冬。

【来　　源】为忍冬科植物菰腺忍冬 *Lonicera hypoglauca* Miq. 的花蕾
或带初开的花。

【识别要点】落叶藤本。双花单生至多朵集生于侧生短枝上，或在小枝
顶端集生成总状；苞片条状披针形，与萼筒近等长，外面
被短糙毛和缘毛；小苞片较苞片为短；花冠白色，后变黄
色，外面疏被倒微伏毛。花期4~6月。

【生境分布】生于山地林缘、溪边路旁、山坡灌丛中。分布于广东、广
西、云南、贵州、四川、湖北、湖南、安徽、浙江、江西、
福建、台湾等地。

【性味功能】味甘，性寒。清热解毒，疏散风热。

【用量用法】6~15克，水煎服；外用适量，捣烂敷或煎水洗患处。

【使用禁忌】脾胃虚寒者慎服。

【民间验方】*1.* 感冒、发热：山银花、大青叶各12克，薄荷6克，水煎服。

2. 暑热：山银花、绿豆各适量，水煎服。

3. 痢疾：山银花15克，铁苋菜、马齿苋各30克，仙鹤草10克，水煎服。

4. 便血：山银花、马齿苋各30克，水煎服。

5. 急、慢性咽喉炎：山银花、野菊花各15克，薄荷6克，水煎服。

【典籍说药】《中国药典》："清热解毒，疏散风热。用于痈肿疔疮，喉痹，丹毒，热毒血痢，风热感冒，温病发热。"

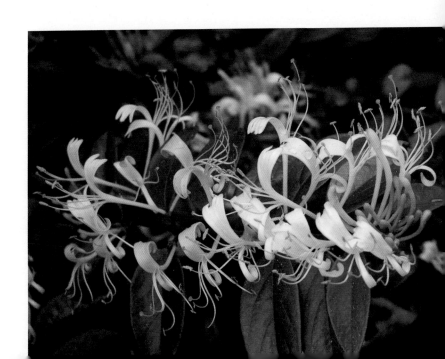

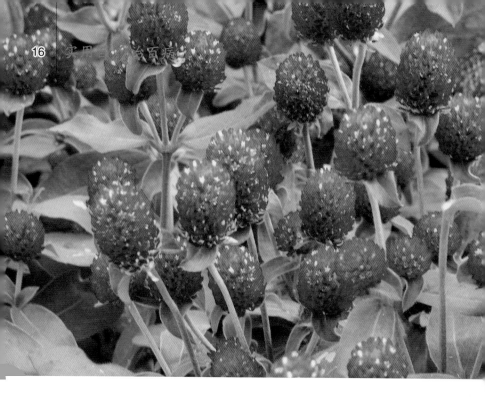

▶ 千日红

【别　　名】百日红、千日白、千年红、千日娇、长生花、球形鸡冠花。

【来　　源】为苋科植物千日红 *Gomphrena globosa* Linn. 的花序。

【识别要点】一年生直立草本。花多数，密生，成顶生球形或矩圆形头状花序，常紫红色，有时淡紫色或白色。花期 6~9 月。

【生境分布】全国大部分地区均有栽培。

【性味功能】味甘，性平。平肝息风，清肝明目，止咳平喘。

【用量用法】3~9 克，水煎服。

【使用禁忌】孕妇慎用。

【民间验方】*1.* 哮喘：千日红、福建胡颓子叶各 9 克，枇杷叶、七叶一枝花根各 6 克，晒干研末，每日 3 次，每次 6 克，水煎服。

2. 白带异常：千日红 6 克，水煎服。

3. 小儿夜啼：鲜千日红5朵，蝉蜕3个，菊花2克，水煎服。

4. 小儿肝热多眵：千日红10朵，菊花3克，蒲公英5克，水煎服。

5. 小儿肝热：鲜千日红7~14朵，冬瓜糖30克，水煎服。

【典籍说药】1.《中药大辞典》："止咳平喘，明目解毒，主治咳嗽，哮喘，百日咳，小儿夜啼，目赤肿痛，肝热头晕，头痛，痢疾，疮疖。"

2.《全国中草药汇编》："止咳平喘，平肝明目。主治支气管哮喘，急、慢性支气管炎，百日咳，肺结核咯血，头晕，视物模糊，痢疾。"

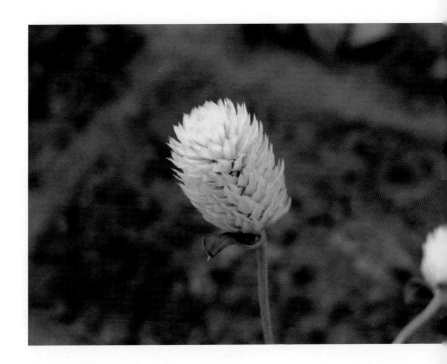

▶广玉兰

【别　　名】荷花玉兰、洋玉兰。

【来　　源】为木兰科植物荷花玉兰 *Magnolia grandiflora* L. 的花。

【识别要点】常绿大乔木。花开时形如荷花，芳香，白色，呈杯状；花梗粗壮具茸毛；花被9~12片，倒卵形，厚肉质；雄蕊多数，花丝扁平，紫色；雌蕊群椭圆形，密被长茸毛，花柱呈卷曲状。花期5~6月。

【生境分布】喜生于潮湿温暖地区。长江以南地区广为栽培。

【性味功能】味辛，性温。疏风散寒，行气止痛。

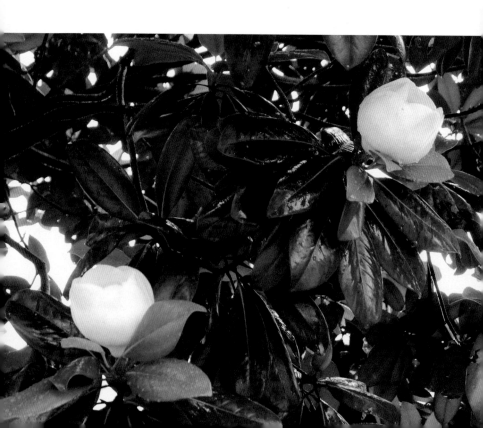

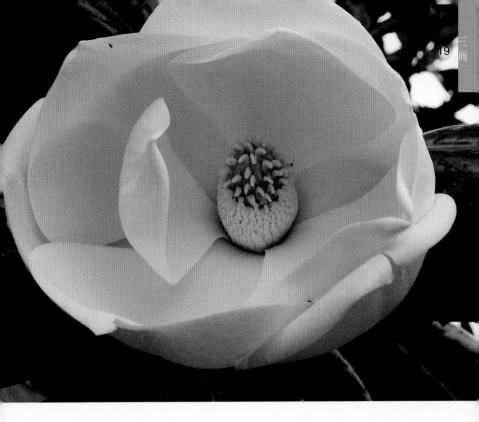

【用量用法】3~10 克，水煎服。

【民间验方】1. 高血压：广玉兰 6~9 克，水煎服。

2. 风寒感冒、头痛鼻塞：广玉兰、白芷各等量，研末。每日 3 次，每次 6 克，开水冲服。

3. 外感风寒头痛：广玉兰 5 克，紫苏叶 6 克，开水泡服，每日 2 次。

4. 鼻炎、鼻窦炎：广玉兰、苍耳子各 10 克，大血藤 30 克，水煎服。

【典籍说药】《中华本草》："祛风散寒，行气止痛。主治外感风寒，头痛鼻塞，脘腹胀痛，呕吐腹泻，高血压，偏头痛。"

四画

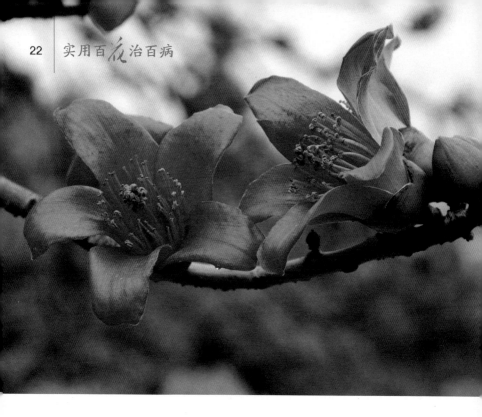

▶ 木棉花

【别　　名】木绵花、斑枝花、攀枝花、英雄花、红棉花。

【来　　源】为木棉科植物木棉 *Gossampinus malabarica* (DC.) Merr. 的花。

【识别要点】落叶大乔木。花单朵或数朵簇生于枝条近顶端，先叶开放，红色或橙红色；萼杯状，厚，3~5浅裂；花瓣肉质，倒卵状长圆形，两面被星状柔毛；雄蕊多数；花柱长于雄蕊。花期春季。

【生境分布】为园林常见观赏植物。分布于华南、西南，以及江西、福建、台湾等地。

【性味功能】味甘、淡，性凉。清热利湿，解毒。

【用量用法】9~15克，水煎服。

【民间验方】1. 细菌性痢疾：木棉花30克，水煎，酌加冰糖或冬蜜调服。

2. 湿热腹泻、痢疾：木棉花15朵，凤尾草30克，水煎服。

3. 慢性结肠炎：木棉花30克，水煎服。

4. 咯血：木棉花15~30克，酌加冰糖，水炖服。

5. 暑天汗出烦热：木棉花适量，开水泡服。

【典籍说药】1.《生草药性备要》："花治痢症，白者更妙。"

2.《本草求原》："花红者去赤痢，白者治白痢，同武彝茶煎常饮。"

3.《岭南采药录》："消暑。"

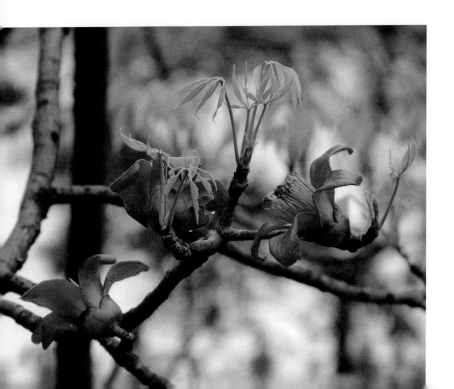

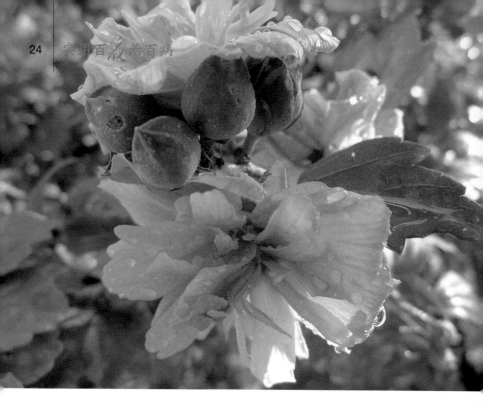

▶ 木槿花

【别　　名】白槿花、饭汤花、肉花、篱墙花、朝开暮落花。

【来　　源】为锦葵科植物木槿 *Hibiscus syriacus* Linn. 的花。

【识别要点】落叶灌木。花单生于枝端叶腋间，花梗被星状短茸毛；萼钟形，裂片5，三角形，密被星状短茸毛；花钟形，淡紫色，花瓣倒卵形，外面疏被纤毛和星状长柔毛；花柱枝5枚，无毛。花期7~11月。

【生境分布】原产于我国中部，华东、中南、西南，以及河北、陕西、台湾等地均有栽培。

【性味功能】味甘、苦，性凉。清热利湿，凉血解毒。

【用量用法】6~15克，水煎服；外用适量，捣烂敷，或研末调敷患处。

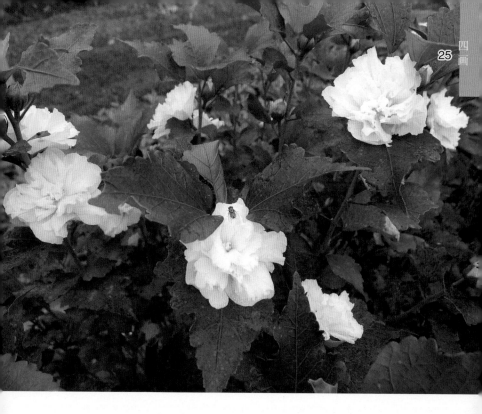

【使用禁忌】脾胃虚寒者慎服。

【民间验方】1. 咯血：鲜木槿花 30 克，冰糖 15 克，水煎服。

2. 鼻衄：木槿花、白茅根各 30 克，水煎服。

3. 痔疮出血：木槿花、槐花炭各 15 克，地榆炭 9 克，水煎服。

4. 痢疾：鲜木槿花、车前草各 30 克，鲜马齿苋 60 克，水煎服。

5. 白带异常：木槿花 15 克，鸡冠花 10 克，水煎服。

【典籍说药】1.《日华子本草》："治肠风泻血并赤白痢，炒用作汤，代茶吃，治风。"

2.《滇南本草》："治妇人白浊带下，男子遗精。"

3.《本草纲目》："消疮肿，利小便，除湿热。"

▶ 水仙花

【别　　名】雅蒜、天葱、金盏银台。

【来　　源】为石蒜科植物水仙 *Narcissus tazetta* L. var. *chinensis* Roem. 的花。

【识别要点】多年生草本。花茎中空，扁平，几与叶等长；伞形花序有花数朵至10余朵，具膜质的佛焰苞状总苞；花芳香；花梗突出苞外；花被6裂，白色；副花冠碗状，黄色；雄蕊6枚。花期冬季至次年春季。

【生境分布】为著名观赏花卉之一。分布于福建、广东、江苏、浙江、四川、贵州等地。

【性味功能】味辛，性凉。清心悦神，理气调经，解毒辟秽。

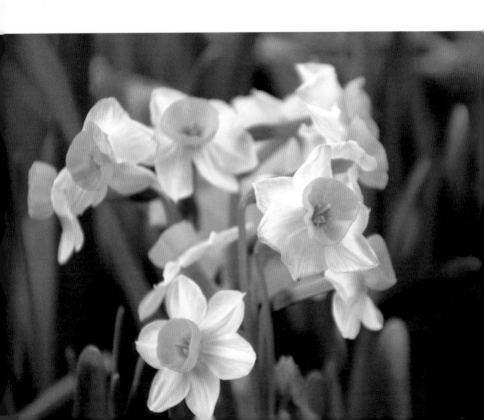

【用量用法】9~15 克，水煎服；外用适量，捣烂敷，或研末调敷患处。

【民间验方】1. 妇人五心热：水仙花、荷叶、赤芍各等分，研末，每次
6 克，开水送服。
2. 痢疾：水仙花 12 克，白糖 15 克，水煎服，连服 3~4 日。
3. 乳腺炎初起：水仙花适量，酌加地瓜酒，捣烂敷患处。
4. 蜂螫伤：水仙花适量，捣烂擦或敷患处。

【典籍说药】1.《本草纲目》："作香泽涂身，理发，去风气，又疗妇
人五心发热。"
2.《药性考》："除嘈杂。"

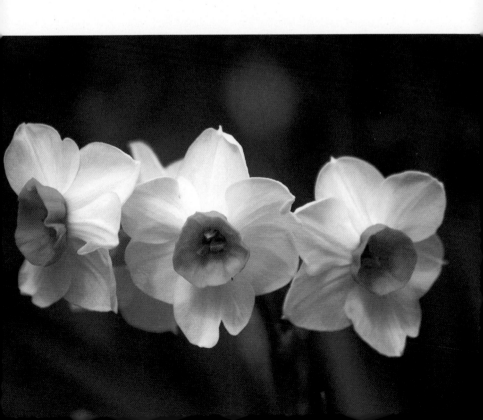

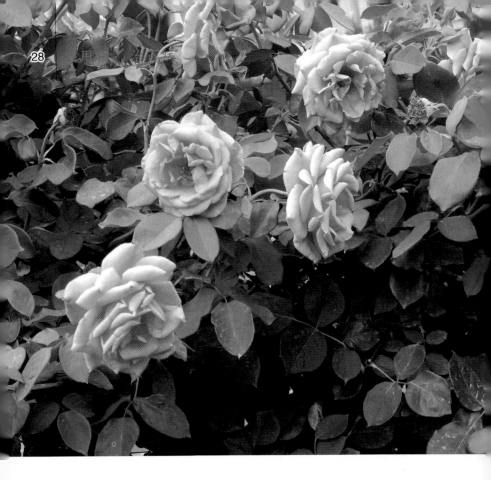

▶月季花

【别　　名】四季花、月月红、月月开、月月花。

【来　　源】为蔷薇科植物月季花 *Rosa chinensis* Jacq. 的花。

【识别要点】常绿灌木。花单生或数朵聚生成伞房状；花梗长，散生短
　　　　　　腺毛；萼片卵形，羽裂，边缘有腺毛；花瓣红色或玫瑰色，
　　　　　　重瓣，微香；雄蕊黄色；花柱红色，分离。花期 4~9 月。

【生境分布】为常见、著名观赏花卉之一。全国各地普遍栽培。

【性味功能】味甘，性温。活血调经，疏肝解郁。

【用量用法】3~6 克，水煎服；外用鲜品适量，捣烂敷患处。

【使用禁忌】孕妇及月经过多者忌服，脾虚便溏者慎服。

【民间验方】 1. 肺痨咯血：月季花 15~21 克，水煎调冰糖服。

2. 肺虚咳嗽：鲜月季花 30 克，水煎，酌加蜂蜜调服。

3. 高血压：月季花 9~15 克，开水泡服。

4. 湿热下痢口渴：月季花晒干煎汤，代茶频饮。

5. 月经不调、少腹胀痛：月季花、丹参、香附各 9 克，水煎服。

....

【典籍说药】 1.《本草纲目》："活血消肿，敷毒。"

2.《得宜本草》："主治痘疮见魇变色，瘰疬未破。"

3.《分类草药性》："止血。治红崩、白带。"

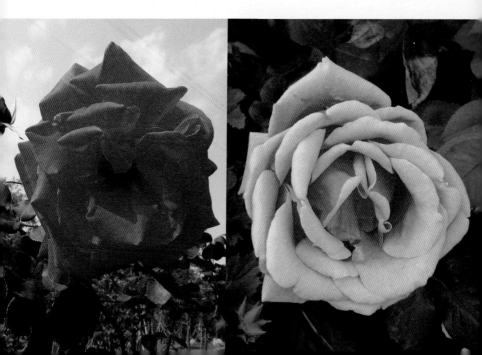

▶ 凤仙花

【别　　名】指甲花、金凤花、海莲花、金童花、竹盏花。

【来　　源】为凤仙花科植物凤仙花 *Impatiens balsamina* Linn. 的花。

【识别要点】一年生草本。花单生或数朵簇生于叶腋，花梗短，密生短柔毛；花大，多下垂，通常粉红色、白色或杂色，单瓣或重瓣；旗瓣圆，顶端凹，背面中肋有龙骨突；翼瓣宽大，2裂；唇瓣舟形，基部延伸成距。花期6~10月。

【生境分布】为常见园林观赏花卉之一。我国南北各地多有栽培。

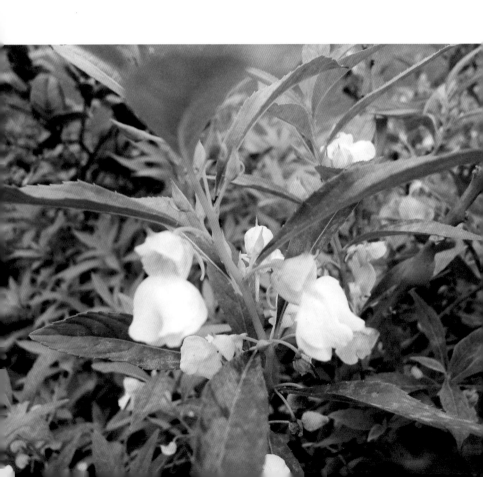

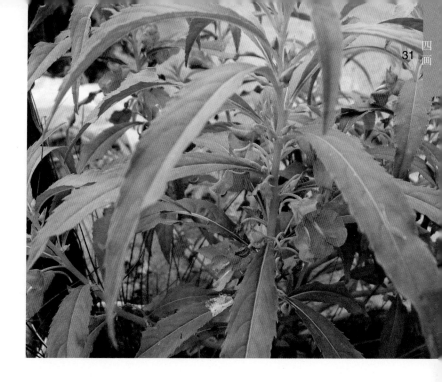

【性味功能】味甘、苦，性微温。活血通经，祛风除湿，解毒杀虫。

【用量用法】1.5~3 克，水煎服；外用适量，捣烂敷，或煎水洗患处。

【使用禁忌】孕妇忌服。

【民间验方】*1.* 经闭腹痛：凤仙花 3~6 克，水煎服。

　　　　　2. 腰胁扭痛：凤仙花 9 克，研末，每次 1.5 克，白酒送下，每日 2 次。

　　　　　3. 痈疖疮毒：凤仙花、芙蓉花各等量，研末，醋调敷患处。

　　　　　4. 蛇咬伤：鲜凤仙花 120~150 克，捣烂，取自然汁服，渣敷伤口周围。

　　　　　5. 甲沟炎：鲜凤仙花适量，酌加红糖，捣烂敷患处。

【典籍说药】*1.*《本草纲目》："主治蛇伤，擂酒服即解。活血消积。"

　　　　　2.《医林纂要·药性》："花可洗疮解毒。"

　　　　　3.《开宝本草》："治鼻血不止。"

五画

▶ 玉米须

【别　　名】玉蜀黍蕊、苞米须。

【来　　源】为禾本科植物玉米 *Zea mays* Linn. 的花柱和柱头。

【识别要点】一年生栽培植物。本品药材常集结成疏松团簇，花柱线状
　　　　　　或须状，淡绿色、黄绿色至棕红色，有光泽，略透明，柱
　　　　　　头 2 裂，叉开，质柔软。

【生境分布】全国各地广为种植。

【性味功能】味甘、淡，性平。利尿消肿，平肝利胆。

【用量用法】15~30 克，水煎服。

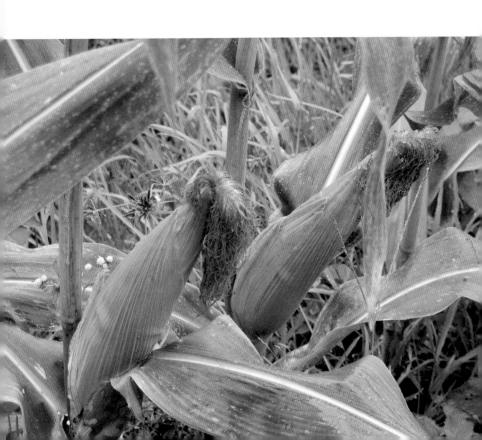

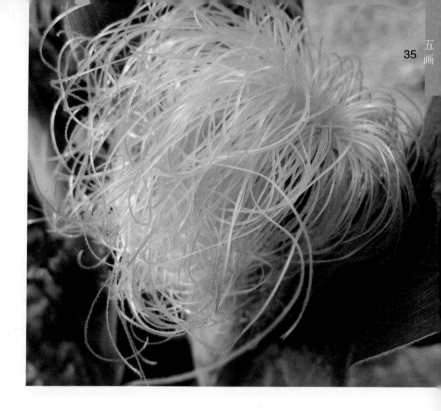

【民间验方】1. 尿路感染：玉米须 15 克，金钱草 45 克，萆薢 30 克，水煎服。

2. 肾结石：玉米须 30 克，海金沙 10 克，连钱草 20 克，水煎服。

3. 糖尿病：玉米须 60 克，薏苡仁、绿豆各 30 克，水煎服；或玉米须、石韦各 20 克，楤木根 60 克，水煎服。

4. 胆囊炎：玉米须 60 克，茵陈 15 克，龙胆草 10 克，水煎服。

5. 小儿急性肾炎：玉米须、车前草、叶下珠、白花蛇舌草、白茅根各 15 克，水煎，分次服。

【典籍说药】1.《滇南本草》："宽肠下气。治妇人乳结红肿，乳汁不通，红肿疼痛，怕冷发热，头痛体困。"

2.《岭南采药录》："和猪肉煎汤治糖尿病。又治小便淋沥砂石，若痛不可忍，煎汤频服。"

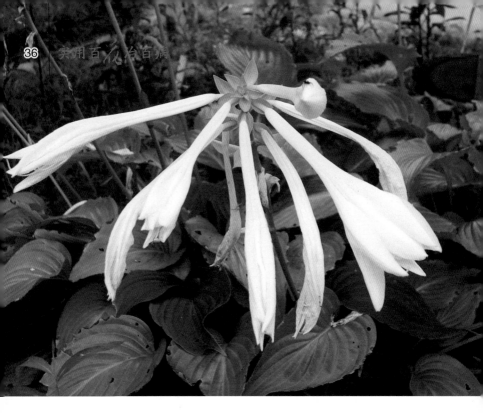

▶玉簪花

【别　　名】白鹤花、白玉簪花、玉泡花、白萼、白鹤仙。

【来　　源】为百合科植物玉簪 *Hosta plantaginea* (Lam.) Aschers. 的花。

【识别要点】多年生草本。花葶于夏、秋二季从叶丛中抽出，较叶长，具1枚膜质的苞片状叶；总状花序，基部具苞片；花白色，芳香；花被漏斗状，上部6裂；雄蕊6，与花被等长。花期7~8月。

【生境分布】为常见园林花卉之一。全国各地均有栽培。

【性味功能】味苦、甘，性凉；有小毒。清热解毒，利尿，通经。

【用量用法】3~6克，水煎服；外用适量，捣烂敷，或煎水洗患处。

【民间验方】*1.* 尿路感染：玉簪花3克，萹蓄12克，野菊花、车前草各 30 克，水煎服。

2. 白带过多：玉簪花 6 克，鸡冠花、木槿花各 9 克，水煎服。

3. 咽喉肿痛：玉簪花 3 克，一点红、岗梅根各 15 克，水煎频频含咽。

4. 轻度烫火伤：将鲜玉簪花蕾浸茶油中备用。用时先清洁创面，取油涂抹患处。

5. 雀斑：清晨采摘带露的玉簪花绞成汁，脸洗净后涂上花汁，每日涂 2 次。

【典籍说药】1.《本草纲目拾遗》："治小便不通。"

2.《分类草药性》："治遗精，失红，吐血，气肿，并白带，咽喉红肿。"

3.《岭南采药录》："润肺，止咯血。又和水捣烂，饮之能解斑蝥毒。"

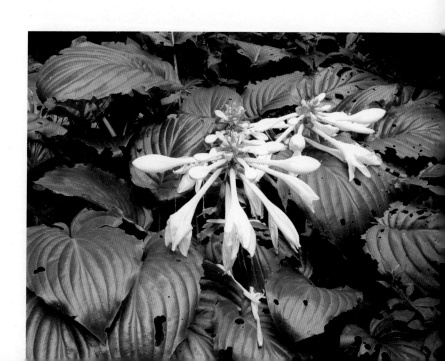

▶ 石榴花

【别　　名】安石榴花、榴花、酸石榴花。

【来　　源】为石榴科植物石榴 *Punica granatum* Linn. 的花。

【识别要点】落叶灌木或小乔木。花 1~5 朵生枝顶，红色、黄色或白色；萼筒针状，通常红色或淡黄色，6 裂，裂片卵状三角形，外面近顶端有一黄绿色腺体；花瓣 6，与萼片互生；雄蕊多数；雌蕊 1。花期 5~6 月。

【生境分布】生于向阳山坡，或栽培。全国大部分地区均有分布。

【性味功能】味酸、涩，性平。凉血止血。

【用量用法】3~6 克，水煎服；外用适量，研末撒，或调敷患处。

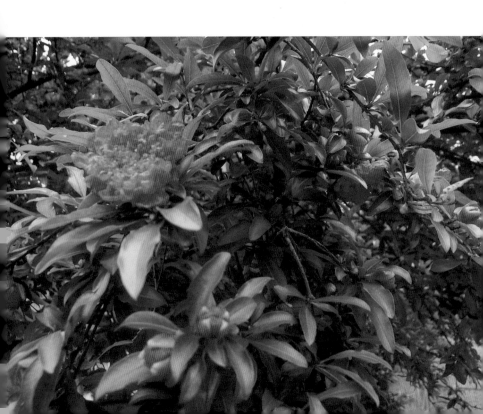

【民间验方】 *1.* 急性胃肠炎：鲜石榴花苞 5~10 朵，食盐少许，水煎服。

2. 痢疾：石榴花 10 朵，煎汤，加冰糖调服。每日 2 次，连服 3 日。

3. 鼻衄：石榴花适量，研末，每次用 1 分，吹入鼻孔。

4. 中耳炎：石榴花，瓦上焙干，加冰片少许，研细，吹耳内。

【典籍说药】 *1.*《本草拾遗》："花、叶干之，为末，和铁丹服之，一年变毛发色黑如漆。"

2.《本草图经》："其花百叶者，主心热吐血及衄血。"

3.《分类草药性》："治吐血，月经不调，红崩白带。汤火伤，研末，香油调涂。"

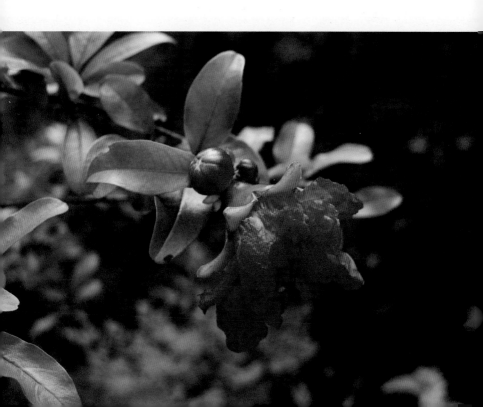

▶ 龙眼花

【别　　名】桂圆花。

【来　　源】为无患子科植物龙眼 *Dimocarpus longan* Lour. 的花。

【识别要点】常绿乔木。花序大型，顶生或近枝腋生，密被星状毛；萼片三角状卵形，两面均被黄褐色茸毛和成束的星状毛；花瓣乳白色，披针形，仅外面被微柔毛；雄蕊8。花期3~4月。

【生境分布】我国西南部至东南部多有栽培。

【性味功能】味微苦、甘，性平。清热利水，通淋化浊。

【用量用法】9~15克，水煎服。

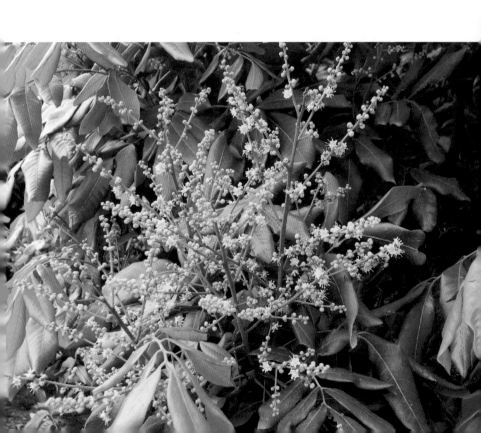

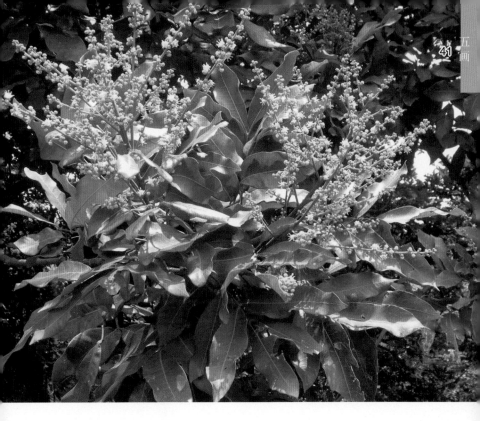

【民间验方】 *1.* 下消、小便如豆腐：龙眼花 30 克，猪瘦肉适量，水炖服。

2. 遗精：龙眼花 30 克，酌加冰糖，水炖服。

3. 白带异常、小便浑浊：龙眼花、一枝黄花、金丝草、丁香蓼各 30 克，水煎服。

4. 慢性咽喉炎：龙眼花 6 克，金银花、野菊花各 9 克，开水冲泡代茶。

5. 醉酒：龙眼花 20 克，开水冲服。

6. 高血压：龙眼花 30 克，水煎代茶。

【典籍说药】《中华本草》："通淋化浊。主治淋证，白浊，白带，消渴。"

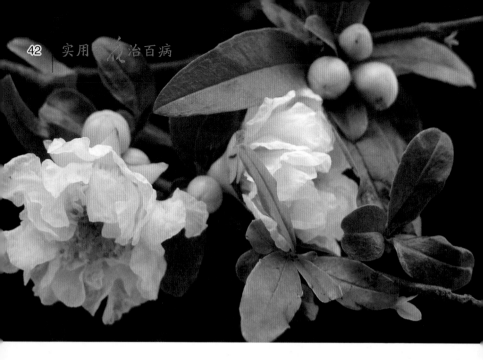

▶ 白石榴花

【别　　名】银榴花。

【来　　源】为石榴科植物白石榴 *Punica granatum* L. 'Albescens' DC. 的花。

【识别要点】落叶灌木或小乔木。花白色，生枝顶；萼筒裂片卵状三角形，外面近顶端有一黄绿色腺体；花瓣多皱褶，先端圆形；雄蕊多数；花柱长超过雄蕊。花期 5~6 月。

【生境分布】为园林观赏花卉之一。我国南北各地均有栽培。

【性味功能】味酸、甘，性平。止血，止痢，止带。

【用量用法】6~9 克，水煎服；外用适量，研末撒，或调敷患处。

【民间验方】*1.* 咯血、便血：鲜白石榴花 24 朵，冰糖 15 克，水炖服。
2. 久痢不愈：白石榴花 9~12 克，茅莓根、山莓根、金樱子或金樱根各 15~30 克，水煎服。

3. 便血：白石榴花、木槿花各 15 克，同冰糖炖服。

4. 下消：白石榴花 17 朵，加冰糖炖服，小便浑浊加萆薢 36 克，遗精加金樱子 15 克；或白石榴花 17 朵，猪瘦肉 120 克，水炖服。

5. 白带多而清稀：白石榴花 10 克，鸡冠花 15 克，水煎服。

【典籍说药】《中华本草》："涩肠止血。主治久痢，便血，咳血，衄血，吐血。"

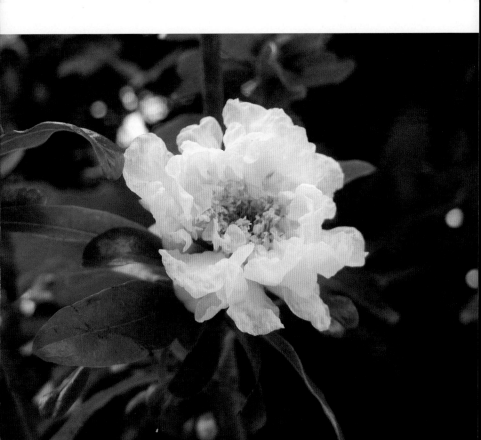

▶白兰花

【别　　名】白玉兰、玉兰花、白木兰、白缅花、缅桂花。

【来　　源】为木兰科植物白兰花 *Michelia alba* DC. 的花。

【识别要点】乔木。花单生于叶腋，白色，清香；花被10片以上，披针形；雄蕊多数，花丝扁平；雌蕊多数，被毛。常不结实。花期4~9月。

【生境分布】适生于温暖湿润和肥沃疏松的土壤。广东、广西、云南、四川、湖南、湖北、江苏、浙江、福建、台湾等地广为栽培。

【性味功能】味苦、辛，性微温。芳香化湿，开胸散瘀，止咳化痰。

【用量用法】6~15克，水煎服。

【民间验方】*1.* 中暑头晕胸闷：白兰花5~7朵，茶叶少许，开水泡服。

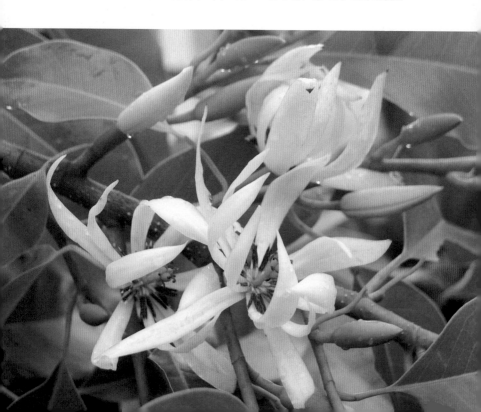

2. 湿阻中焦、气滞腹胀：白兰花 5 克，厚朴 10 克，陈皮 5 克，水煎服。

3. 咳嗽：鲜白兰花 5~7 朵，水煎，酌加蜂蜜兑服。

4. 慢性前列腺炎：鲜白兰花 30 克，猪瘦肉适量，水炖服。

5. 白带过多：白兰花 10 克，猪瘦肉适量，水炖服。

6. 鼻炎：白兰花蕾、栀子各 10 克，白芷 6 克，水煎服。

【典籍说药】1.《中药大辞典》："止咳，化浊。治慢性支气管炎，前列腺炎，妇女白带。"

2.《中华本草》："化湿，行气，止咳。主治胸闷腹胀，中暑，咳嗽，前列腺炎，白带。"

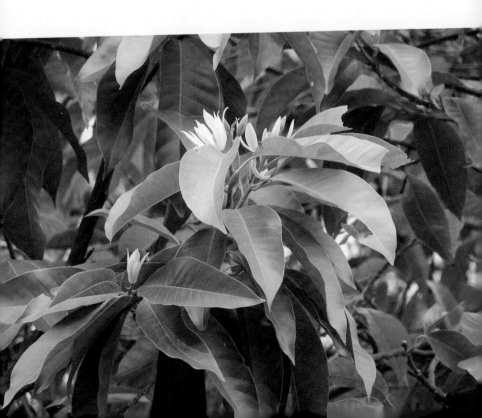

▶白茅花

【别　　名】茅花、茅针花。

【来　　源】为禾本科植物白茅 *Imperata cylindrica* (L.) Raeusch. 的花穗。

【识别要点】多年生草本。圆锥花序紧缩呈穗状，顶生；小穗披针形或长圆形，基部密生丝状柔毛；颖片长圆状披针形，第 1 颖较狭；第 1 外稃卵状长圆形，内稃短，第 2 外稃披针形，与内稃等长；雄蕊 2；雌蕊 1。花期 5~6 月。

【生境分布】生于撂荒地、路旁向阳干草地或山坡上。广布于全国南北各地。

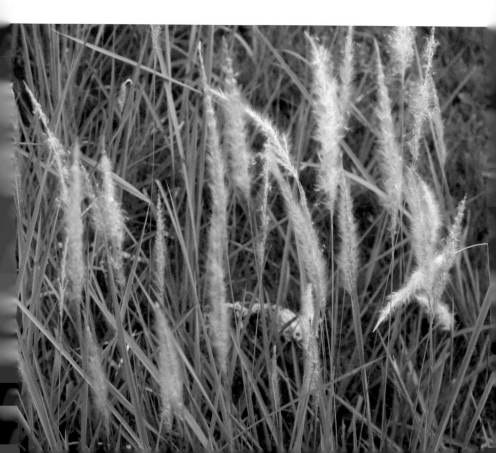

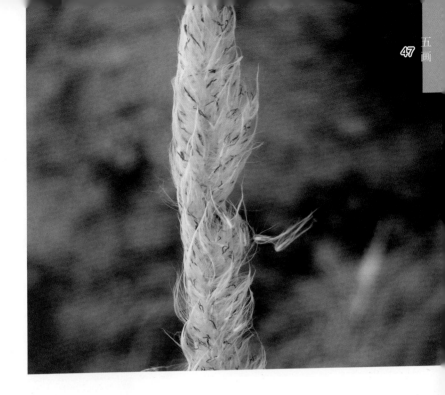

【性味功能】味甘，性平。止血。

【用量用法】9~15 克，水煎服；外用适量，罨敷或塞鼻。

【民间验方】 *1.* 热淋、血淋：鲜白茅花、荠菜各 30 克，水煎服。

　　　　　　 2. 代偿性月经：白茅花 12 克，土丁桂、韩信草各 15 克，炒栀子 6 克，生地黄 9 克，水煎服。

　　　　　　 3. 鼻衄：白茅花、芒萁髓心各 15~30 克，猪鼻适量，水炖服；或白茅花、侧柏叶、藕节各 9~15 克，水煎服。

　　　　　　 4. 血热反复流鼻血：白茅花 15 克（布包），乌豆 30 克，猪鼻 1 副，合煮，喝汤吃猪鼻。

　　　　　　 5. 刀伤出血：白茅花适量，敷患处。

【典籍说药】 *1.*《新修本草》："主衄血，吐血，灸疮。"

　　　　　　 2.《日华子本草》："罯刀箭疮，止血并痛。"

　　　　　　 3.《本经逢原》："茅花色白轻虚，力能上升入肺，散热止衄。"

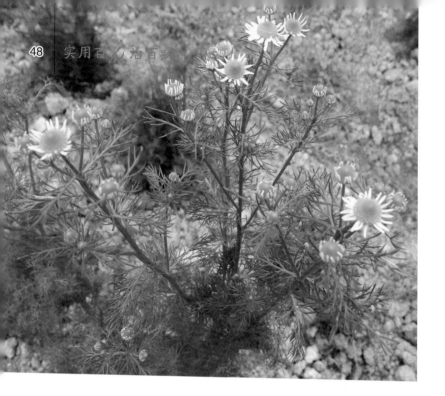

▶ 母　菊

【别　　名】洋甘菊、西洋甘菊。

【来　　源】为菊科植物母菊 *Matricaria chamomilla* L 的花。

【识别要点】一年生草本。头状花序异型，排列成伞房状，着生于枝梢或叶腋；总苞片2层，绿色；花托长圆锥状，中空；舌状花白色，雌性；管状花多数，两性，黄色。花期4~8月。

【生境分布】生于河谷旷野、田边，或栽培。产于新疆，北京、南京、上海、湖南、四川、福建等地有栽培。

【性味功能】味辛、微苦，性凉。清热解毒，止咳平喘，祛风除湿。

【用量用法】10~15克，水煎服，或开水冲泡代茶。

【使用禁忌】孕妇忌服。

【民间验方】 *1.* 感冒发热、咽喉肿痛及疮肿：母菊15克，千里光30克，水煎服。

2. 咽喉肿痛：母菊适量，开水冲泡，频频含咽。

3. 牙龈肿痛：母菊适量，开水冲泡，取浓泡出液含服，并缓缓咀嚼药渣。

4. 泪囊炎、视物模糊、眼痒疼痛、沙眼：鲜母菊适量，研成糊状，敷于患处。

5. 去头皮屑：母菊适量，煎水洗患处。

【典籍说药】《中华本草》："清热解毒，止咳平喘，祛风湿。主治感冒发热，咽喉肿痛，肺热咳喘，热痹肿痛，疮肿。"

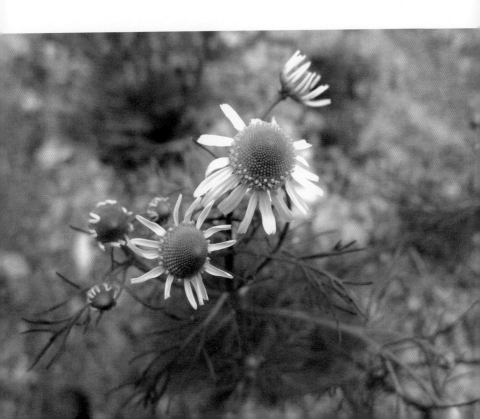

▶ 丝瓜花

【别　　名】绵瓜花、水瓜花。

【来　　源】为葫芦科植物丝瓜 Luffa aegyptiaca Mill. 的花。

【识别要点】一年生攀缘草本。花单性，雌雄同株；雄花通常 10~20 朵
生于总状花序的顶端；花萼筒钟形，被短柔毛；花冠黄色，
幅状，里面被黄白色长柔毛，雄蕊 5，稀 3；雌花单生，
雄蕊 3。花期夏、秋二季。

【生境分布】我国南北各地普遍栽培。

【性味功能】味甘、微苦，性寒。清热解毒，止咳化痰。

【用量用法】6~15 克，水煎服；外用鲜品适量，捣烂敷患处。

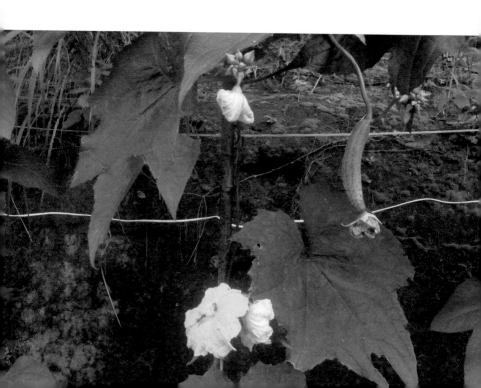

【民间验方】 *1.* 暑热：鲜丝瓜花 3~5 朵，绿豆适量，水炖至豆烂，酌加蜂蜜调服。

2. 肺热咳嗽、喘急气促：丝瓜花 15 克，酌加蜂蜜，水煎服。

3. 眼痛：丝瓜花 9 克，猪肝 60 克，茶油 9 克，共蒸食。

4. 鼻窦炎：丝瓜花 30 克，辛夷 10 克，开水冲服。

5. 鼻出血：鲜丝瓜花 30 克，捣烂，开水冲服。

6. 蜂螫伤：鲜丝瓜花适量，揉烂擦患处。

【典籍说药】 *1.*《滇南本草》："清肺热，消痰，下气，止咳，止咽喉疼，消烦渴，泻命门相火。"

2.《分类草药性》："涂疔疮，退火毒，消肿。"

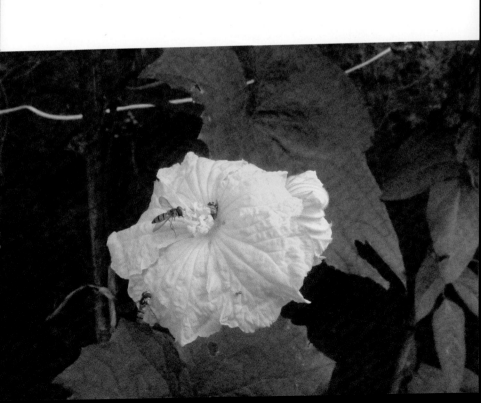

六画

▶西红花

【别　　名】藏红花、番红花。

【来　　源】为鸢尾科植物番红花 *Crocus sativus* Linn. 的柱头。

【识别要点】多年生草本。花茎甚短，不伸出地面；花 1~2 朵，淡蓝色、
　　　　　　红紫色或白色，有香味；花被裂片 6，2 轮；雄蕊 3，直立，
　　　　　　花药黄色；花柱橙红色，上部 3 分枝。花期 10~11 月。

【生境分布】原产于欧洲南部至伊朗，我国西藏、新疆、浙江、江西、
　　　　　　江苏、北京、上海等地有栽培。

【性味功能】味甘，性平。活血化瘀，凉血解毒，解郁安神。

【用量用法】1~3 克，水煎服，或开水冲泡代茶。

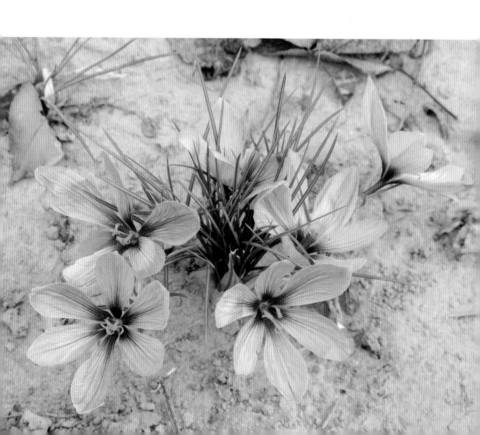

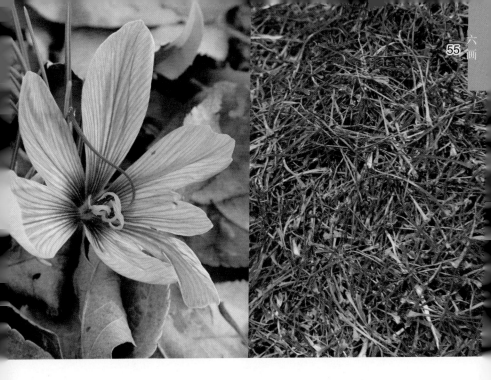

【使用禁忌】月经过多者及孕妇忌服。

【民间验方】*1.* 温病热入营血：番红花 3 克，板蓝根、大青叶各 12 克，水煎服。

2. 闭经、经痛、产后腰痛：番红花 2 克，丹参 15 克，益母草 30 克，香附 12 克，水煎服。

3. 月经不调：番红花 3 克，黑豆 150 克，红糖 90 克，水煎服。

4. 产后瘀血：番红花 2 克，牡丹皮、当归、荷叶各 6 克，大黄 4 克，研末，每日 3 次，每次 6 克，开水送下。

5. 跌打损伤：番红花 3 克，煎汁，加白酒少许，外洗患处。

- -

【典籍说药】*1.*《饮膳正要》："主心忧郁积，气闷不散。久食令人心喜。"

2.《品汇精要》："主散郁调血，宽胸膈，开胃进饮食，久服滋下元，悦颜色，及治伤寒发狂。"

3.《本草纲目》："活血。又治惊悸。"

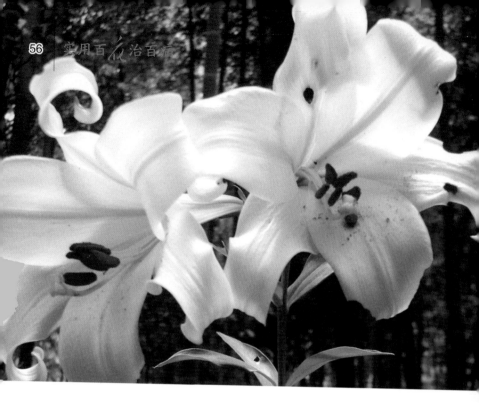

▶百合花

【别　　名】夜合花。

【来　　源】为百合科植物百合 *Lilium brownii* var. *viridulum* Baker 的花。

【识别要点】多年生草本。花 1~4 朵，喇叭形，有香味；花被片 6，倒卵形，多为白色，背面带紫褐色，无斑点，先端弯而不卷，蜜腺两边具小乳头状突起；雄蕊 6；柱头 3 裂。花期 6~7 月。

【生境分布】生于山坡草丛、石缝中、村庄周围，或栽培。分布于河北、山西、陕西、安徽、浙江、福建、江西、河南、湖南、湖北等地。

【性味功能】味甘、微苦，性微寒。清热润肺，宁心安神。

【用量用法】9~15 克，水煎服；外用适量，研末调敷患处。

【使用禁忌】肺有风邪者忌用。

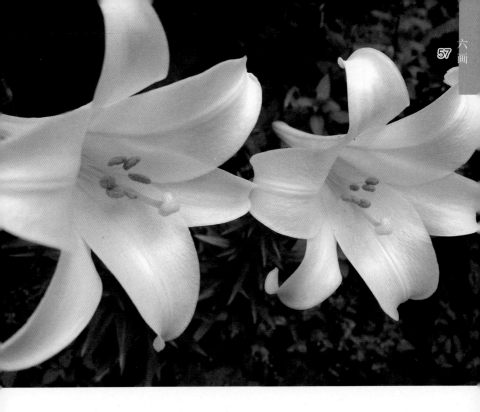

【民间验方】 *1.* 头晕目眩：百合花 5 朵，百合（鳞茎）15 克，酌加蜂蜜，水煎服。

2. 肺虚久咳、燥咳：百合花 10 克，雪梨 1 个，酌加冰糖，水炖服。

3. 咳嗽音哑：鲜百合花 30~60 克，蜂蜜 15 克，猪肺适量，水炖服。

4. 失眠、心悸：百合花 30 克，加适量糖，水煎服。

5. 小儿惊风：百合花 10 克，水煎，分 2~3 次服。

6. 小儿天疱疮：百合花研末，菜籽油调涂患处。

【典籍说药】 *1.*《滇南本草》："止咳嗽，利小便，安神，宁心，定志。味甘者，清肺气，易于消散；味酸者，敛肺。"

2.《本草正义》："百合之花，夜合朝开，以治肝火上浮，夜不成寐，甚有捷效。不仅取其夜合含义，盖甘凉泄降，固有以靖浮阳而清虚火也。"

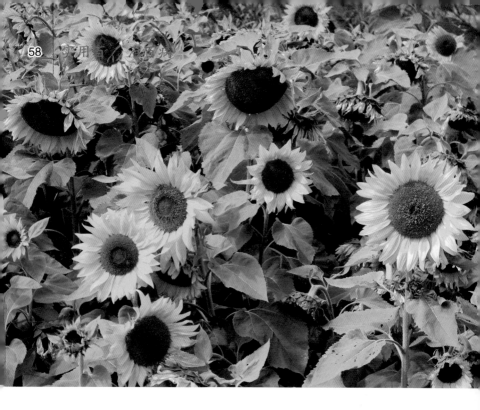

▶ 向日葵花

【别　　名】葵花、向阳花、朝阳花。

【来　　源】为菊科植物向日葵 *Helianthus annuus* Linn. 的花。

【识别要点】一年生草本。头状花序单生于茎端；总苞片卵圆形或卵状
　　　　　　披针形，被长硬刚毛；雌花舌状，金黄色，不结实；两性
　　　　　　花筒状，花冠棕色或紫色，结实；花托平。花期 6~7 月。

【生境分布】原产于北美，全国各地均有栽培。

【性味功能】味微甘，性平。祛风，平肝，利湿。

【用量用法】15~30 克，水煎服。

【使用禁忌】孕妇忌服。

【民间验方】*1.* 肝肾虚头晕：鲜向日葵花 30 克，炖鸡服。

2. 眩晕：向日葵花序 30 克，夏枯草、夜交藤各 15 克，水煎服。

3. 偏头痛、头风痛：向日葵花 1 朵，红鲤鱼头 1 个，水炖服。

4. 血管性头痛、偏头痛：向日葵花 1 朵，豆腐 3 块，清水炖半小时，连服 3 剂。

5. 小便淋沥：向日葵花 1 握，水煎五七沸饮之。

6. 隐匿性肾小球肾炎：向日葵花、小麦秸秆各 15 克，水煎代茶，每日 2 剂。

【典籍说药】《中华本草》："祛风，平肝，利湿。主治头晕，耳鸣，小便淋沥。"

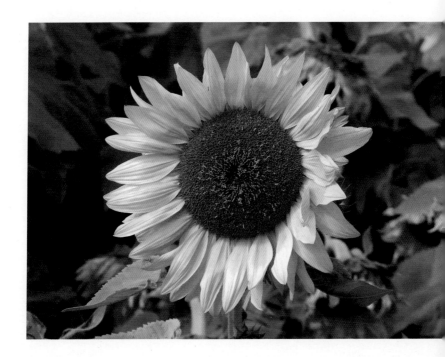

▶ 合欢花

【别　　名】夜合花、绒花树花。

【来　　源】为豆科植物合欢 *Albizzia julibrissin* Durazz. 的花。

【识别要点】落叶乔木。头状花序在枝顶排成圆锥状花序；花粉红色；花萼管状；花萼、花冠外均被短柔毛；雄蕊多数，花丝细长；花柱几与花丝等长。荚果。花期 6~7 月。

【生境分布】常栽培于庭园或作行道树。分布于东北、华东、中南、西南各地。

【性味功能】味甘，性平。解郁安神。

【用量用法】5~10 克，水煎服。

【使用禁忌】孕妇慎用。

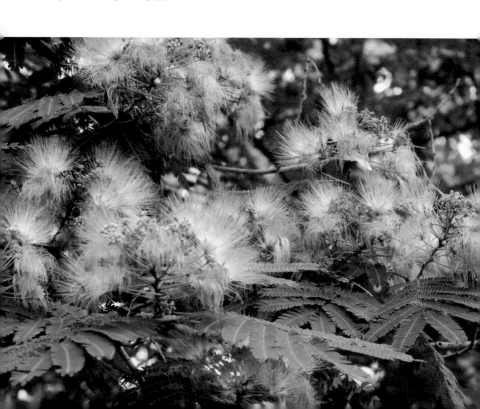

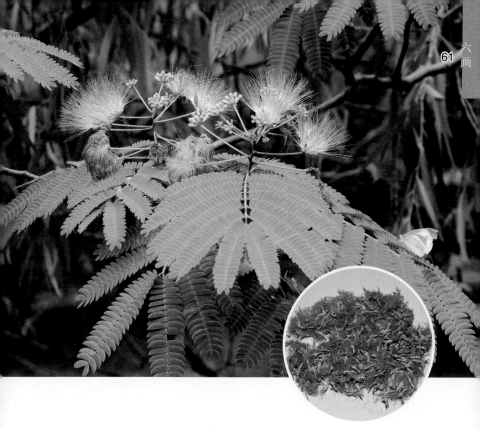

【民间验方】*1.* 心肾不交失眠：合欢花 20 克，官桂、黄连各 6 克，夜
交藤 20 克，水煎服。

2. 健忘失眠：合欢花、夜交藤、酸枣仁各 15 克，合欢皮
10 克，石菖蒲 6 克，水煎服。

3. 湿浊中阻、食欲不振：合欢花、扁豆花、厚朴花各 6 克，
水煎服。

4. 经行头痛、失眠：合欢花、玳玳花、玫瑰花各 10 克，
水煎服，连服 7 日。

5. 更年期综合征：合欢花 30 克，粳米 50 克，酌加红糖煮
粥，每晚睡前 1 小时空腹温热顿服。

6. 风火眼疾：合欢花 15 克，鸡肝 1 具，水炖服。

【典籍说药】*1.*《医学入门·本草》："主安五脏，利心志，耐风寒，
令人欢乐无忧，久服轻身明目。"

2.《本草便读》："能养血。"

3.《分类草药性》："能清心明目。"

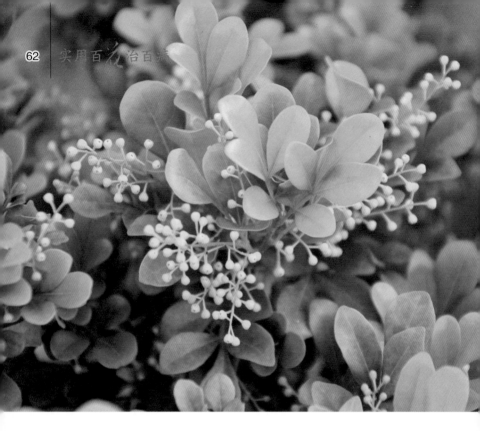

▶ 米仔兰花

【别　　名】米兰花、树兰花、逻罗花、珠兰、树兰。

【来　　源】为楝科植物米仔兰 *Aglaia odorata* Lour. 的花。

【识别要点】常绿灌木或小乔木。圆锥花序腋生；花杂性，雌雄异株；萼5裂，裂片圆形；花小，花瓣5，黄色，长圆形至近圆形，极香；雄蕊5；花柱极短。花期6~11月。

【生境分布】为园林观赏花卉之一。我国大部分省区有栽培。

【性味功能】味辛、甘，性平。宽中解郁，疏风解表，宣肺止咳。

【用量用法】3~9克，水煎服，或开水冲泡代茶。

【使用禁忌】孕妇忌服。

【民间验方】1. 气郁胸闷、食滞腹胀：米仔兰花 3~9 克，水煎服，或开水冲泡代茶。

2. 胸膈胀满：米仔兰花、藿香、枇杷叶、石斛、竹茹、橘红各 9 克，水煎服。

3. 噎膈初起：米仔兰花、郁金、紫苏子各 9 克，沉香 1.5 克，白豆蔻 3 克，酌加芦根汁，水煎服。

【典籍说药】1.《全国中草药汇编》："行气解郁。主治气郁胸闷，食滞腹胀。"

2.《中华本草》："行气宽中，宣肺止咳。主治胸膈满闷，噎膈初起，感冒咳嗽。"

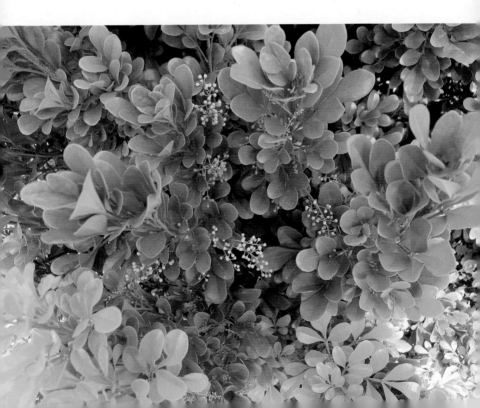

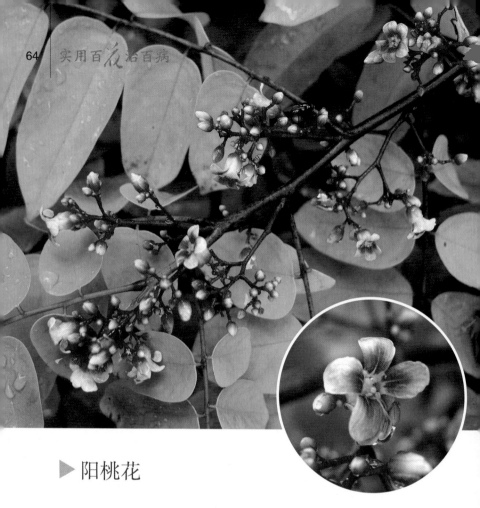

▶ 阳桃花

【别　　名】杨桃花。

【来　　源】为酢浆草科植物阳桃 *Averrhoa carambola* Linn. 的花。

【识别要点】乔木。圆锥花序生于叶腋或老枝上；花萼 5，红紫色，覆瓦状排列；花冠近钟形，紫红色至淡红色，稀白色，花瓣倒卵形，旋转状排列；雄蕊 10，其中 5 枚较短且无花药。花期 7~8 月。

【生境分布】多栽培于园林或村庄周围。分布于福建、台湾、广东、海南、广西、云南等地。

【性味功能】味甘，性平。清热，截疟，止痛，杀虫。

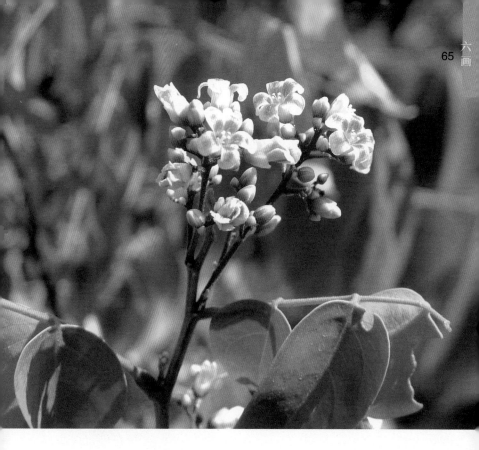

【用量用法】9~30 克，水煎服；外用鲜品适量，捣汁涂患处。

【民间验方】*1.* 解鸦片毒：阳桃花 9 克，水 150~180 克，煎服。
　　　　　　　2. 疟疾：阳桃花 15~24 克，水煎，于发作前 2~3 小时服，
　　　　　肝脾大者用鲜阳桃适量，捣烂绞汁，每日 2 次，每次 1 杯。
　　　　　　　3. 寒热往来：阳桃花 15~24 克，冲开水炖服，每日 2 次。
　　　　　　　4. 漆过敏：鲜阳桃花、韭菜各适量，捣汁涂患处。

【典籍说药】*1.*《本草求原》："解鸦片毒。"
　　　　　　　2.《全国中草药汇编》："治寒热往来。"

▶ 红 花

【别　　名】红蓝花、刺红花、草红花、杜红花、川红花。

【来　　源】为菊科植物红花 *Carthamus tinctorius* Linn. 的花。

【识别要点】越年生草本。头状花序多数，在茎枝顶端排成伞房花序；总苞近球形；总苞片 4 层，外层竖琴状，中下部有收缢，收缢以上叶质，边缘具针刺，收缢以下黄白色；小花红色、橘红色，全为两性。花期 5~8 月。

【生境分布】我国南北各地庭院和药圃中常见栽培。

【性味功能】味辛，性温。活血通经，散瘀止痛。

【用量用法】3~10 克，水煎服；外用适量，捣烂敷，或煎水洗患处。

【使用禁忌】孕妇及月经过多者慎用。

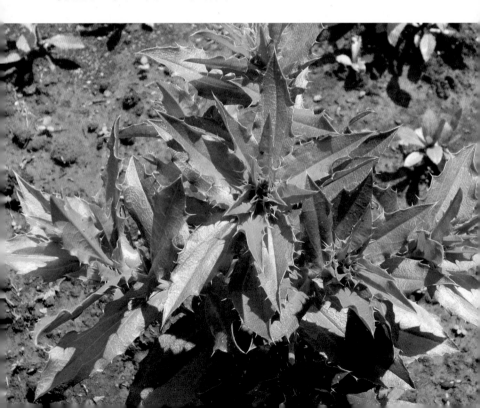

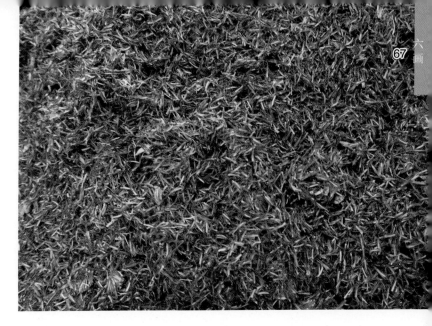

【民间验方】1. 痛经：红花 6 克，鸡血藤 24 克，水煎调黄酒适量服。

2. 月经不调：红花、香附、益母草各 12 克，月季花 9 克，水煎服。

3. 子宫颈癌：红花、白矾各 6 克，瓦松 30 克，水煎，先熏后洗外阴部，每日 1~2 次，每次 30~60 分钟，下次加热后再用，每剂药可反复应用 3~4 日。

4. 扭伤：红花、土鳖虫、栀子各等量，研末，白面适量，调匀，取 2~3，以白酒调成糊状，外敷患处。

5. 跌打损伤：红花、生地黄、川芎、桃仁、大黄各 5 克，当归 9 克，水煎服，每服加白酒少许，宜服 7~15 日。

【典籍说药】1.《本草经疏》："红蓝花，乃行血之要药。其主产后血晕口噤者，缘恶血不下，逆上冲心，故神昏而晕及口噤。入心入肝，使恶血下行，则晕与口噤自止。腹内绞痛，由于恶血不尽，胎死腹中，非行血活血则不下；瘀行则血活，故能止绞痛，下死胎也。凡虫药之毒，必伤血分，此药能行血，血活则毒可解。"

2.《本草蒙筌》："惟入血分，专治女科。喉痹噎塞不通，捣取生汁旋咽。""多用则破血通经，酒煮方妙；少用则入心养血，水煎却宜。"

3.《本草纲目》："活血，润燥，止痛，散肿，通经。"

七
画

▶扶桑花

【别　　名】佛桑花、吊钟花、花上花、大红花、公鸡花、红木槿。

【来　　源】为锦葵科植物朱槿 *Hibiscus rosa-sinensis* Linn. 的花。

【识别要点】常绿灌木。花单生于上部叶腋间，常下垂；花梗疏被星状柔毛或近无毛，近端有节；萼钟形，被星状柔毛；花冠漏斗形，玫瑰红、淡红色或淡黄色，花瓣倒卵形。花期全年。

【生境分布】为常见园林观赏花卉之一。福建、台湾、广东、海南、广西、四川、云南等地有栽培。

【性味功能】味甘、淡，性平。清肺化痰，凉血解毒。

【用量用法】15~30克，水煎服；外用鲜品适量，捣烂敷患处。

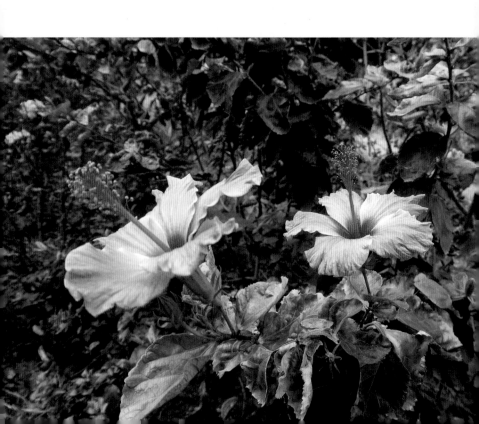

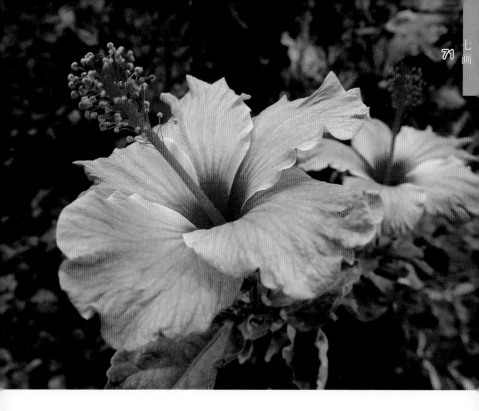

【使用禁忌】孕妇忌服。

【民间验方】 *1.* 肺热咳嗽：扶桑花 20 克，浙贝母 9 克，水煎服。

2. 尿路感染：扶桑花 15~30 克，水煎服。

3. 腮腺炎：鲜扶桑花 15~30 克，水煎服；另取鲜扶桑花、芙蓉花各适量，捣烂敷患处。

4. 唇疔：鲜扶桑花 15 克，冰糖少许，水炖服；另取鲜扶桑花及少许冰糖，捣烂敷患处。

5. 痈疽、乳腺炎：鲜扶桑花适量，捣烂，加冬蜜少许，敷患处。

【典籍说药】 *1.*《本草求原》："有红白二种，白者治白痢白浊，红者治红痢赤浊，悦颜益寿。"

2.《岭南采药录》："清肺热，去痰火，理咳嗽。"

▶芙蓉花

【别　　名】木芙蓉花、拒霜花、片掌花、文官花、山芙蓉。

【来　　源】为锦葵科植物木芙蓉 *Hibiscus mutabilis* Linn. 的花。

【识别要点】落叶灌木或小乔木。花单生于枝端叶腋间，花梗近端具节；萼钟形，裂片5；花初开时白色或淡红色，后变深红色，花瓣近圆形，外面被毛，基部具髯毛；花柱5，疏被毛。花期8~10月。

【生境分布】为常见园林观赏花卉之一。华东、中南、西南，以及辽宁、河北、陕西、台湾等地有栽培。

【性味功能】味辛、微苦，性凉。清热解毒，凉血止血，消肿排脓。

【用量用法】9~15克，水煎服；外用适量，捣烂敷，或研末调敷患处。

【使用禁忌】孕妇忌服。

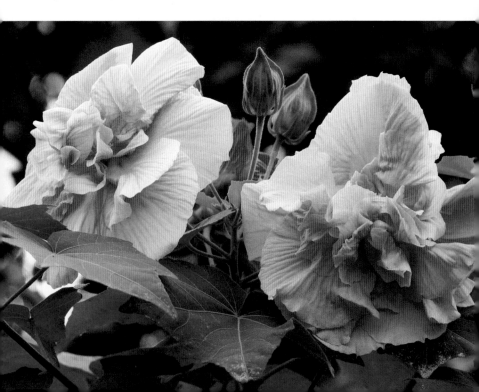

【民间验方】 1. 肺痈：芙蓉花 24~30 克，冰糖适量，水煎服。

2. 胃脘痛：芙蓉花 15 克，猪瘦肉适量，水炖服。

3. 月经过多：芙蓉花、莲房各等量，焙干研粉，每次 6 克，每日 2 次，米汤送服。

4. 乳腺炎：鲜芙蓉花适量，酒糟少许，捣烂敷患处。

5. 无名肿毒：鲜芙蓉花适量，酌加饭粒或蜂蜜捣烂敷患处。

【典籍说药】 1.《滇南本草》："止咳嗽，解诸疮毒。"

2.《本草纲目》："治一切大小痈疽肿毒恶疮，消肿排脓止痛。"

3.《生草药性备要》："消痈疽，散疮疡肿毒，理鱼口便毒，又治小儿惊风肚痛。"

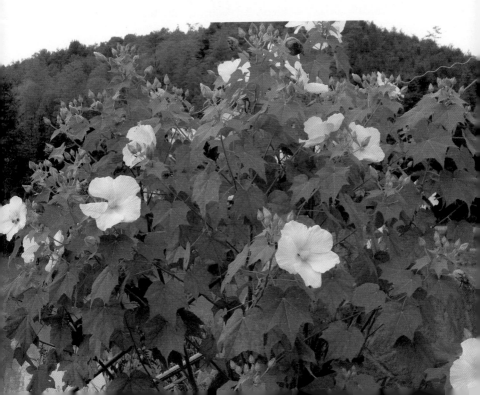

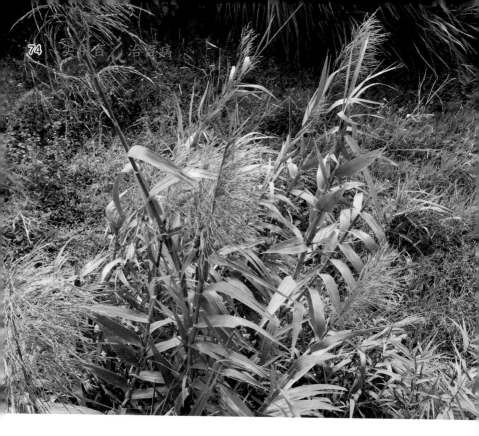

▶芦 花

【别　　名】芦苇花、水芦花。

【来　　源】为禾本科植物芦苇 *Phragmites australis* (Cav.) Trin. ex Steud. 的花。

【识别要点】多年生高大草本。穗状花序排列成大型圆锥花序，顶生；小穗通常有 4~7 花；第 1 花通常为雄花，第 1 颖片长为第 2 颖片的一半或更短；外稃长于内稃；两性花，雄蕊 3，雌蕊 1。花期 7~10 月。

【生境分布】生于池沼、河岸、海滩浅水中。分布几遍全国。

【性味功能】味甘，性寒。止泻，止血，解毒。

【用量用法】15~30克，水煎服；外用适量，捣烂敷，或烧灰研末吹鼻。

【民间验方】1. 诸般血病：芦花、红花、槐花、鸡冠花、白茅花等量，水2盅，煎1盅服。

2. 鼻衄：芦花、槐花、鸡冠花、白茅花各3克，开水冲泡代茶；或芦花烧灰吹鼻。

3. 刀伤出血：芦花适量，捣烂敷患处。

【典籍说药】1.《新修本草》："主霍乱。"

2.《本草图经》："主鱼蟹中毒。"

3.《本草纲目》："烧灰吹鼻，止衄血，亦入崩中药。"

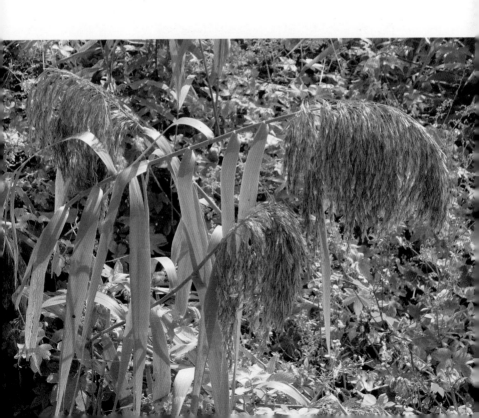

▶ 芭蕉花

【别　　名】牙蕉花、板蕉花。

【来　　源】为芭蕉科植物芭蕉 *Musa basjoo* Siebold 的花。

【识别要点】多年生高大草本。花序顶生，下垂；苞片红褐色或紫色；
　　　　　　雄花序生于花序上部，雌花序生于花序下部，每一苞片内
　　　　　　有花十余朵，排成 2 列，离生花被片与合生花被片等长，
　　　　　　淡黄色；雄蕊 5~6 枚。花期 8~9 月。

【生境分布】多栽培于庭园及村庄周围。广布于长江流域各地。

【性味功能】味甘、微辛，性凉。化痰消痞，散瘀止痛。

【用量用法】5~10 克，水煎服。

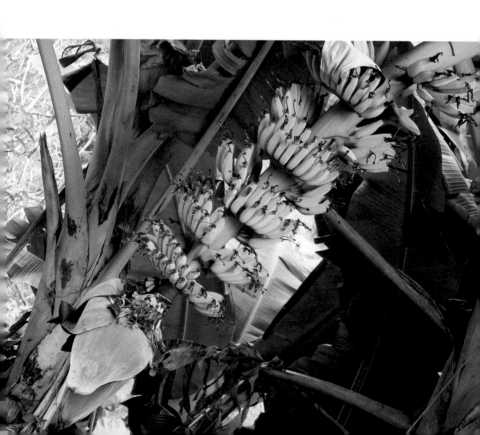

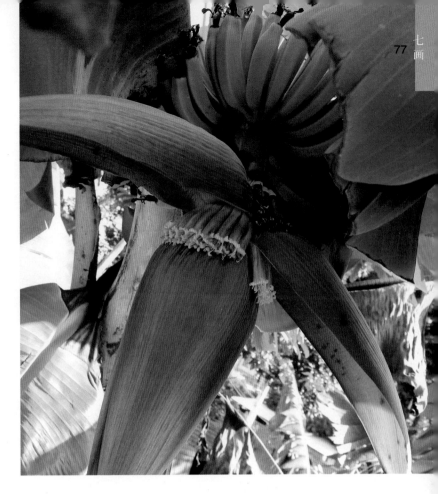

【民间验方】 *1.* 胃脘痛：芭蕉花 15 克，猪瘦肉适量，水炖服。

2. 痢疾：芭蕉花 60 克，水煎服。

3. 怔忡不安：芭蕉花 1 朵，煮猪心食。

4. 高血压：芭蕉花 30~60 克，水煎服。

5. 肺痨：芭蕉花 60 克，猪肺 250 克，水炖，服汤食肺，每日 1 剂。

【典籍说药】 *1.* 《日华子本草》："治心痹痛。"

2. 《滇南本草》："主治寒痰停胃，呕吐恶心，吞酸吐酸，反胃吐呃，饮食饱胀，呕吐酸痰，胸膈胀满饱闷，胃口肚腹疼痛。暖胃散痰，咸能软坚。"

3. 《分类草药性》："治头眩昏，气痛，散血。"

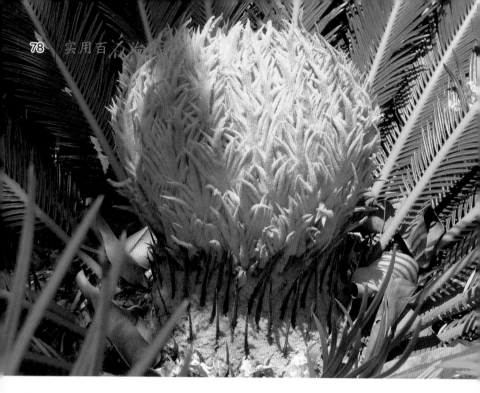

▶ 苏铁花

【别　　名】铁树花、梭罗花、凤尾蕉花。

【来　　源】为苏铁科植物苏铁 *Cycas revoluta* Thunb. 的花（大孢子叶）。

【识别要点】常绿木本植物。雌雄异株，雄球花圆柱形；小孢子叶长方状楔形，下面中肋及先端密生褐色或灰黄色长茸毛；大孢子叶扁平，密生淡黄色或淡灰黄色茸毛，上部顶片宽卵形，边缘羽状分裂，其下方两侧着生数枚近球形的胚珠。花期6~7月。

【生境分布】为常见园林观赏植物之一。分布于福建、台湾、广东等地。

【性味功能】味甘，性平。理气止痛，益肾固精，活血止血。

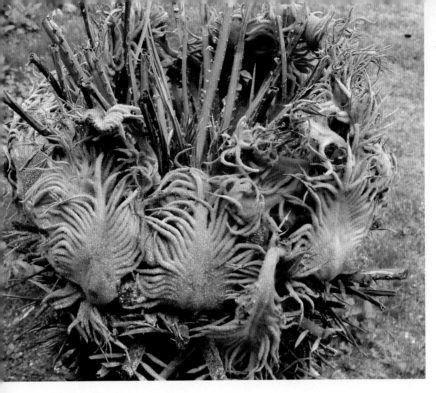

【用量用法】15~60克，水煎服。

【民间验方】1. 支气管炎：苏铁花6~9克，水煎服。

2. 胃痛、胃溃疡：苏铁花3~5朵，冰糖30克，水炖服。

3. 吐血、咯血：苏铁花1~3朵，冰糖适量，水炖服。

4. 风湿痛：苏铁花18克，猪蹄1只，水炖服。

5. 白带腰痛：苏铁花15克，白马骨根30克，盐肤木根20克，水煎服，连服7日。

【典籍说药】1.《全国中草药汇编》："理气止痛，益肾固精。主治胃痛，遗精，白带，痛经。"

2.《中华本草》："理气祛湿，活血止血，益肾固精。主治胃痛，慢性肝炎，风湿疼痛，跌打损伤，咳血，吐血，痛经，遗精，带下。"

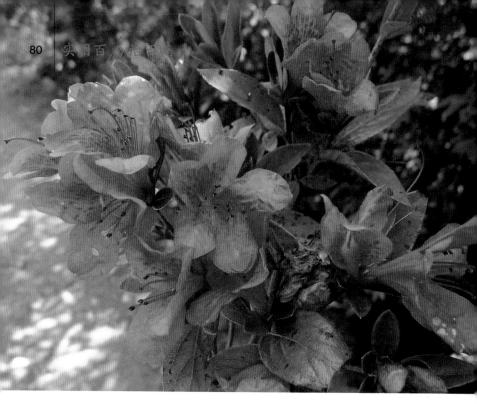

▶杜鹃花

【别　　名】满山红、映山红、迎山红、长春花、应春花、金达来。

【来　　源】为杜鹃花科植物杜鹃 *Rhododendron simsii* Planch. 的花。

【识别要点】落叶或半常绿灌木。花2~6朵，排成伞形花序，簇生枝端；花萼5深裂，外面密被糙伏毛和睫毛；花冠阔漏斗状，猩红色，上部裂片有深猩红色斑点；雄蕊10，与花冠近等长。花期3~4月。

【生境分布】生于山地灌丛、林缘路边及疏林下。分布于长江流域以南，以及河南、湖北等地。

【性味功能】味甘、酸，性平。和血调经，清热解毒，止咳化痰。

【用量用法】9~15克，水煎服；外用鲜品适量，捣烂敷患处。

【使用禁忌】孕妇忌服。

【民间验方】 *1.* 肺热干咳：杜鹃花 10~15 克，枇杷叶（刷去毛）7 片，猪肺（以翘肺为好）适量，水炖服。

2. 咯血：杜鹃花、白及各 10 克，仙鹤草 30 克，甘草 5 克，水煎服。

3. 鼻衄：杜鹃花 15~30 克，水煎服。

4. 月经不调：杜鹃花 10 克，月季花 5 克，益母草 20 克，水煎服。

5. 白带过多：杜鹃花 15 克，猪蹄 1 只，水炖，食肉喝汤。

【典籍说药】 *1.*《分类草药性》："治吐血、崩症，去风寒，和血。"

2.《中华本草》："和血，调经，止咳，祛风湿，解疮毒。主治吐血，衄血，崩漏，月经不调，咳嗽，风湿痹痛，痈疖疮毒。"

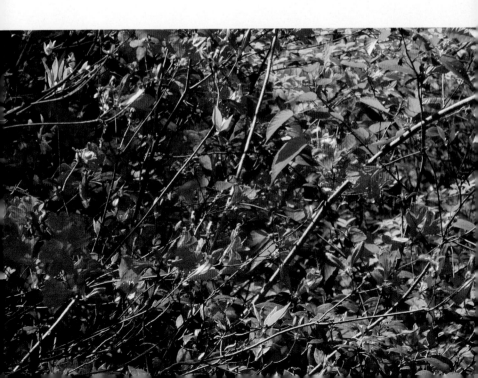

▶佛手花

【别　　名】佛柑花。

【来　　源】为芸香科植物佛手 *Citrus medica* var. *sarcodactylis*
(Noot.) Swingle 的花和花蕾。

【识别要点】常绿灌木或小乔木。花两性，单生、簇生或为总状花序；
萼杯状，5浅裂，裂片三角形；花瓣5，内面白色，外面
紫色；雄蕊多数。柑果。花期4~5月。

【生境分布】长江以南各省区多有栽培。

【性味功能】味微苦，性微温。疏肝理气，开郁和胃。

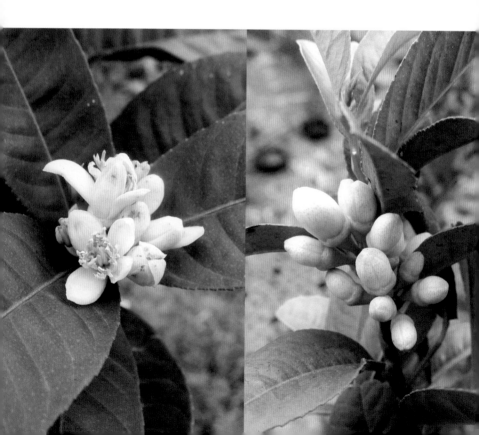

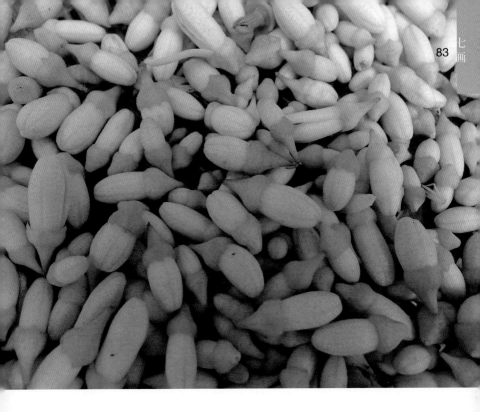

【用量用法】3~6 克，水煎服。

【民间验方】*1.* 夏日伤暑、湿浊中阻、胃纳不佳：佛手花、扁豆花、厚朴花各 10 克，石菖蒲 3 克，水煎温服。

2. 肝气郁滞、胁肋胀痛、胸腹痞满、恶心呕吐、食欲不振：佛手花、青皮、甘草各 6 克，柴胡、枳壳、竹茹各 9 克，麦芽 30 克，生姜 3 片，水煎服，每日 1~2 剂。

3. 胃寒痛：佛手花 10 克，嫩姜 3 克，酌加红糖，开水冲服。

4. 疝气痛：佛手花 10 克，青木香 6 克，小茴香 5 克，甜酒适量，加入清水 350 毫升，煎至 200 毫升，酌加白糖调服。

【典籍说药】《中华本草》："疏肝理气，和胃快膈。主治肝胃气痛，食欲不振。"

▶谷精珠

【别　　名】佛顶珠、谷精子。

【来　　源】为谷精草科植物谷精草 *Eriocaulon buergerianum* Koern. 带花茎的头状花序。

【识别要点】一年生草本。头状花序近球形，褐色或黄色；总苞片阔倒卵形；苞片倒卵形，上部密被短毛；雄花的萼片合生成佛焰苞状；花瓣合生成倒圆锥形杯状；花瓣 3 片，匙形，先端有一黑色腺体，有细长毛。花期 7~12 月。

【生境分布】生于水稻田中或沼泽地。分布于华东、中南、西南，以及台湾等地。

【性味功能】味辛、甘，性平。祛风散热，明目退翳。

【用量用法】5~10 克，水煎服；外用适量，煎水洗，或研末撒患处。

【使用禁忌】忌用铁器煎药。《得配本草》："血虚病目者禁用。"

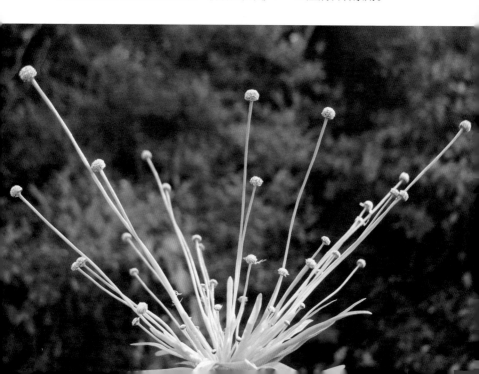

【民间验方】 *1.* 目赤肿痛：谷精珠、荠菜、紫金牛各 15 克，水煎服。

2. 视力减退：谷精珠、菊花各 15 克，铁扫帚 30 克，猪腰 1 对（对半剖开，剔净，水浸半小时），水炖服；或取煎出液炖猪肝服。

3. 急性结膜炎：谷精珠、蒲公英各 15 克，星宿菜 9 克，水煎服。

4. 急性细菌性结膜炎：谷精珠、黄连、竹叶各适量，水煎熏洗患处。

5. 夜盲症：谷精珠 30 克，豆腐 120 克，水炖服。

【典籍说药】 *1.*《滇南本草》："为清热明目之品。退翳膜，散火热，疗疮疥。"

2.《本草纲目》："谷精草体轻性浮，能上行阳明分野，凡治目中诸病，加而用之，甚良。明目退翳之功，似在菊花之上也。"

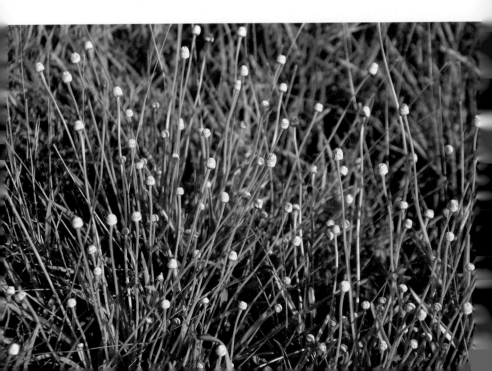

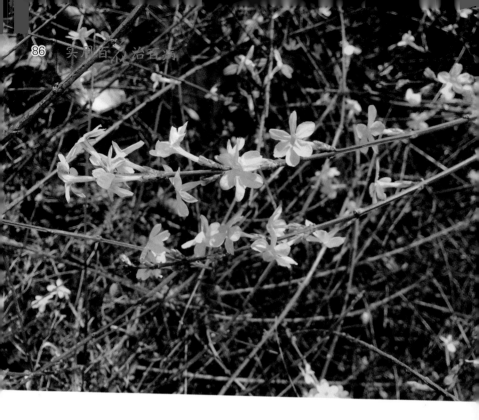

▶ 迎春花

【别　　名】金腰带、清明花、金梅花、黄梅花、金梅、黄梅。

【来　　源】为木犀科植物迎春花 *Jasminum nudiflorum* Lindl. 的花。

【识别要点】落叶灌木。花单生于去年生小枝的叶腋，稀生于小枝顶端；花萼绿色，裂片 5~6 枚，窄披针形；花冠黄色，裂片 5~6 枚，长圆形或椭圆形；雄蕊 2，着生于花冠筒内。花期 4~5 月。

【生境分布】生于山坡灌丛，或栽培于庭园。全国各地多有栽培。

【性味功能】味苦、微辛，性平。清热解毒，消肿止痛。

【用量用法】10~15 克，水煎服；外用适量，捣烂敷，或研末调敷患处。

【民间验方】 *1.* 发热头痛：迎春花 15 克，水煎服。

2. 尿路感染、尿血：迎春花 15 克，白茅花 10 克，开水冲服。

3. 小便热痛：迎春花 15 克，车前草 18 克，灯心草 9 克，水煎服。

4. 臁疮：迎春花适量，研末，调香油外敷患处。

5. 跌打损伤、刀伤出血：迎春花适量，捣烂敷患处。

【典籍说药】 *1.*《全国中草药汇编》："清热利尿，解毒。主治发热头痛，小便热痛，下肢溃疡。"

2.《中华本草》："清热解毒，活血消肿。主治发热头痛，咽喉肿痛，小便热痛，恶疮肿毒，跌打损伤。"

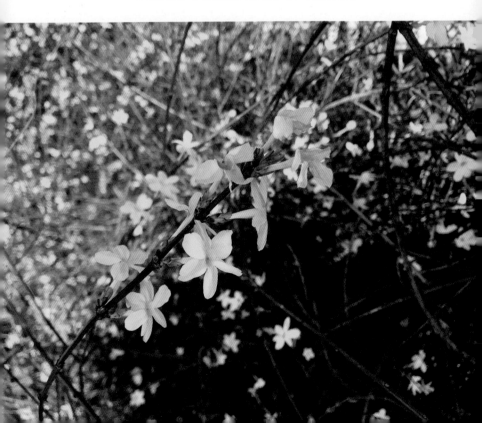

▶辛 夷

【别　　名】木笔花、辛夷花、玉兰花、白花辛夷。

【来　　源】为木兰科植物玉兰 *Magnolia denudata* Desr. 的花蕾。

【识别要点】落叶乔木。花大，白色，单生枝顶，先叶开放，有香气，钟状；花被9片，长圆状倒卵形，排成3轮，大小近相等；雄蕊多数，粉红色或白色；雌蕊多数，分离。花期2~3月。

【生境分布】为常见园林观赏树种之一。我国大部分地区均有栽培。

【性味功能】味辛，性温。散风寒，通鼻窍。

【用量用法】3~10克，包煎；外用适量，研末搐鼻。

【使用禁忌】阴虚火旺者慎服，孕妇忌服。

【民间验方】*1.* 感冒鼻塞：辛夷10克，紫苏叶6克，生姜3片，水煎代茶温饮。

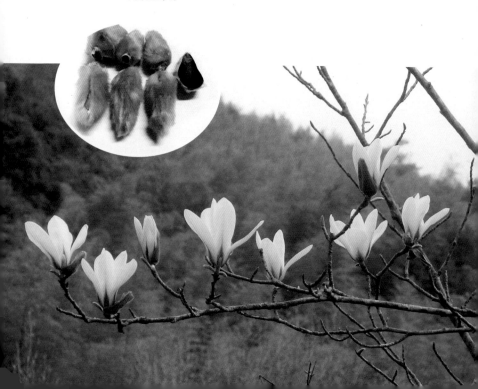

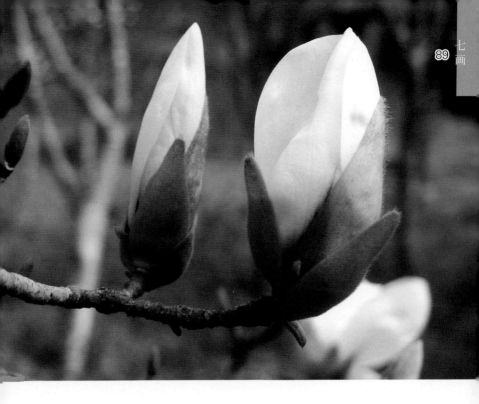

2. 中暑、头晕、胸闷：辛夷花5~7朵，茶叶少许，开水冲服。

3. 鼻炎、鼻窦炎：辛夷10克，鸡蛋3个，水煮，吃蛋喝汤。

4. 鼻窦炎：辛夷、白芷各15克，水豆腐2块，水炖，吃豆腐喝汤。

5. 体气（狐臭）：辛夷、细辛、木香、川芎各等量，研末，冷开水调涂腋下。

【典籍说药】1.《神农本草经》："主五脏身体寒热，风头脑痛，面黚。久服下气，轻身明目，增年耐老。"

2.《本草纲目》："辛夷之辛温走气而入肺，其体轻浮，能助胃中清阳上行通于天，所以能温中治头面目鼻九窍之病。"

3.《医林纂要·药性》："快胃气，泻肺邪，通关利窍，去热祛风。亦能解肌发汗。"

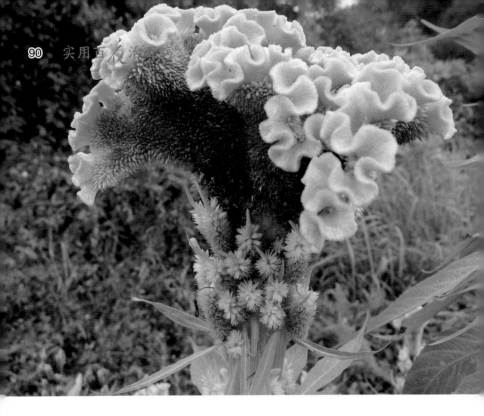

▶ 鸡冠花

【别　　名】鸡髻花、鸡公花、鸡冠头、鸡骨子花。

【来　　源】为苋科植物鸡冠花 *Celosia cristata* Linn. 的花序。

【识别要点】一年生草本。花多数，极密生，成扁平肉质鸡冠状、卷冠状或羽毛状的穗状花序，一个大花序下面有数个较小的分枝，圆锥状矩圆形，表面羽毛状；花被片红色、紫色、黄色、橙色或红黄相间。花期 5~8 月。

【生境分布】为常见园林观赏花卉之一。我国南北各地均有栽培。

【性味功能】味甘、涩，性凉。收敛止血，止带，止痢。

【用量用法】6~12 克，水煎服；外用适量，煎水熏洗，或研末调敷患处。

【使用禁忌】《本草用法研究》："湿滞未尽者，不宜早用。"

【民间验方】*1.* 遗精：鲜白鸡冠花 30 克，金丝草、金樱子各 15 克，水

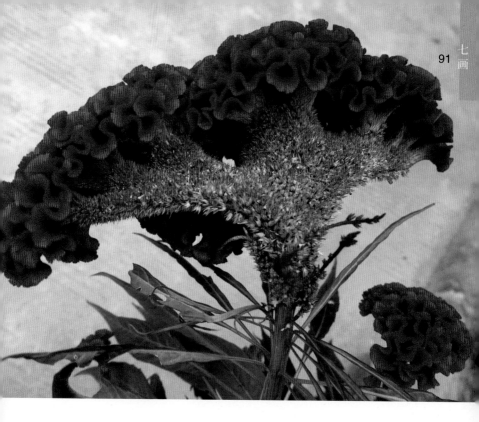

煎服。

2. 赤白带下：红鸡冠花、白鸡冠花、金樱子各15克，白果10克，水煎，去渣加红糖、白糖各5克调匀服，亦可炖猪小肠酌加米酒服。

3. 妇女黄带、赤带：白鸡冠花15克，黄柏、车前子各12克，秦皮10克，水煎服。

4. 尿血：鸡冠花、鸭跖草、白茅根、大蓟各15克，水煎服。

5. 滴虫阴道炎：白鸡冠花（带子）60克，一枝黄花30克，蛇床子15克，水煎熏洗，每日1~2次。

【典籍说药】 1.《滇南本草》："止肠风血热，妇人红崩带下。赤痢下血，用红花效；白痢下血，用白花效。"

2.《本草纲目》："治痔漏下血，赤白下痢，崩中，赤白带下。"

3.《玉楸药解》："清风退热，止衄敛营。治吐血，血崩，血淋诸失血证。"

▶鸡蛋花

【别　　名】蛋黄花、擂捶花、番缅花、大季花、蕃花。

【来　　源】为夹竹桃科植物鸡蛋花 *Plumeria rubra* 'Acutifolia' 的花。

【识别要点】落叶小乔木。顶生聚伞花序；总花梗三歧，肉质，绿色；
　　　　　　花梗淡红色；花萼5裂；花冠外面白色，内面黄色，花冠
　　　　　　筒外面及花冠裂片左边有淡红色斑点；雄蕊5，着生于花
　　　　　　冠筒基部。花期5~10月。

【生境分布】为常见园林观赏花卉之一。福建、台湾、广东、海南、广
　　　　　　西、云南等地有栽培。

【性味功能】味甘，性凉。清热利湿，解暑止咳。

【用量用法】6~15克，水煎服；外用鲜品适量，捣烂敷患处。

【民间验方】*1.* 预防中暑：鸡蛋花15~30克，水煎代茶。

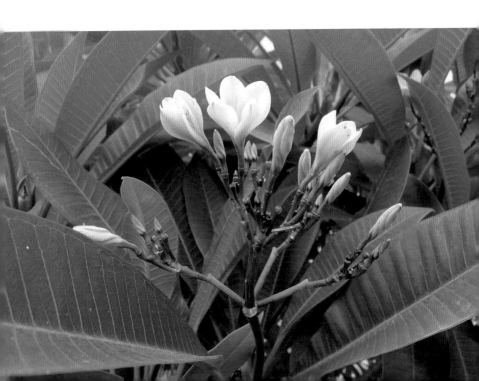

2. 感冒发热：鸡蛋花 20 克，菊花 10 克，薄荷 6 克（后下），加水 350 毫升，煎至 150 毫升，分 2 次服。

3. 糖尿病：鸡蛋花 10~20 朵，水煎代茶。

4. 痢疾、泄泻：鸡蛋花 9~15 克，水煎服。

5. 急性支气管炎：鸡蛋花 30 克，加水 500 毫升，煎至 200 毫升，分 2 次服。

【典籍说药】 *1.*《岭南采药录》："治湿热下痢，里急后重。又能润肺解毒。"

2.《全国中草药汇编》："清热解暑，利湿，止咳。预防中暑，主治肠炎，细菌性痢疾，消化不良，小儿疳积，传染性肝炎，支气管炎。"

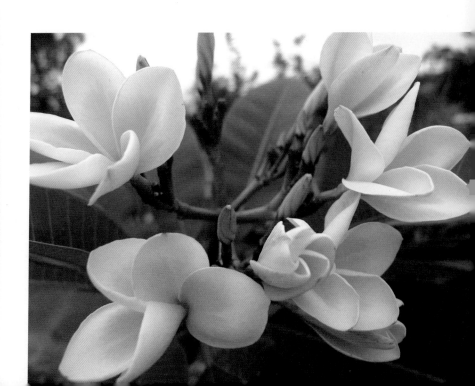

八画

▶ 青葙花

【别　　名】笔头花。

【来　　源】为苋科植物青葙 *Celosia argentea* Linn. 的花序。

【识别要点】一年生草本。花多数，密生，在茎端或枝端成单一、无分
枝的塔状或圆柱状穗状花序，白色，光亮，顶端渐尖，延
长成细芒；花被片矩圆状披针形，初为白色顶端带红色，
或全部粉红色，后成白色。花期 5~8 月。

【生境分布】生于田野、路旁及荒地，或栽培。全国大部分地区均有
分布。

【性味功能】味苦，性凉。清肝明目，凉血止血。

【用量用法】15~30 克，水煎服；外用适量，煎水熏洗患处。

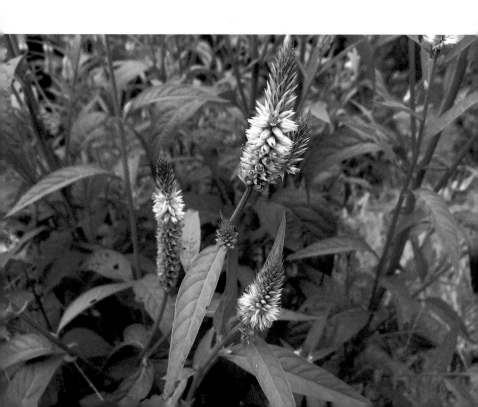

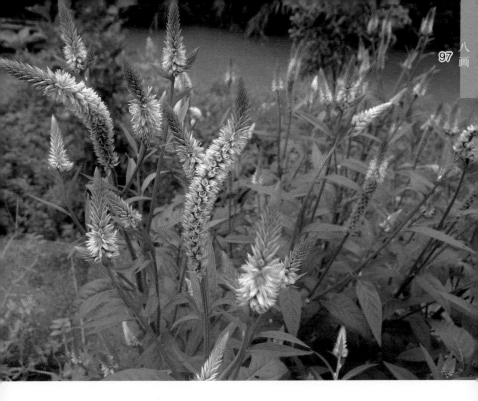

【民间验方】 1. 头风痛：青葙花 15~30 克，水煎服。

2. 痢疾：青葙花 30 克，加水煎煮 15 分钟，取煎液与 50 克粳米煮成粥，候温食用。

3. 月经不调：青葙花、土牛膝全草各 30 克，豆腐酌量，水炖服。

4. 月经过多、白带异常：青葙花 60 克，猪瘦肉 90 克，水煎，服汤食肉。

5. 鼻出血：青葙花 60 克，卷柏 30 克，红糖少许，水煎服。

6. 视网膜出血：青葙花适量，煎水熏洗患眼。

7. 肝热泪眼：青葙花 25~50 克，水煎服。

【典籍说药】 1.《草药新纂》：“治目痛。”

2.《中华本草》：“凉血止血，清肝除湿，明目。主治吐血，衄血，崩漏，赤痢，血淋，热淋，白带，目赤肿痛，目生翳障。”

▶ 玫瑰花

【别　　名】徘徊花、笔头花、刺玫菊、刺玫花。

【来　　源】为蔷薇科植物玫瑰 *Rosa rugosa* Thunb. 的花蕾。

【识别要点】常绿直立灌木。花单生或3~6朵聚生；花梗有茸毛和刺毛；苞片卵形，边缘有腺毛；花瓣5或多数，紫红色或白色，芳香；花柱离生，被柔毛。花期5~6月。

【生境分布】为常见、著名观赏花卉之一。全国各地均有栽培，以山东、江苏、浙江、广东最多。

【性味功能】味甘、微苦，性温。行气解郁，和血，止痛。

【用量用法】3~6克，水煎服。

【使用禁忌】阴虚火旺者忌用。

【民间验方】*1.* 胃神经官能症、慢性胃炎、胃脘胀闷作痛：玫瑰花6克，

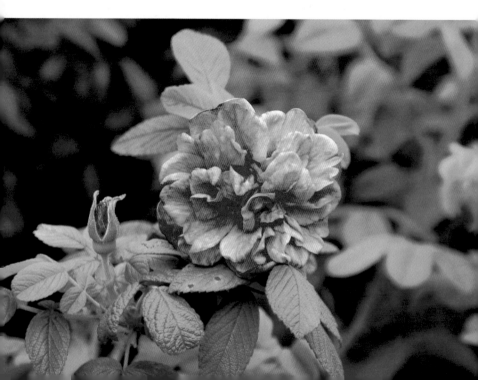

制香附、川楝子、白芍各9克，水煎服。

2. 胸胁痛：玫瑰花5~7朵，食盐少许，开水冲泡代茶。

3. 慢性胆囊炎：玫瑰花10克，鲜马蹄金、茵陈各20克，水煎服。

4. 肝郁吐血：玫瑰花、栀子各9克，藕节30克，水煎服。

5. 月经不调：玫瑰花、月季花各9克，益母草30克，丹参15克，水煎服。

【典籍说药】*1.*《食物本草》："主利肺脾，益肝胆，辟邪恶之气，食之芳香甘美，令人神爽。"

2.《随息居饮食谱》："调中，活血，舒郁结，辟秽，和肝。酿酒可消乳癖。"

3.《本草正义》："玫瑰花，香气最浓，清而不浊，和而不猛，柔肝醒胃，流气活血，宣通窒滞而绝无辛温刚燥之弊，推断气分药之中，最有捷效而最为驯良者，芳香诸品，殆无其匹。"

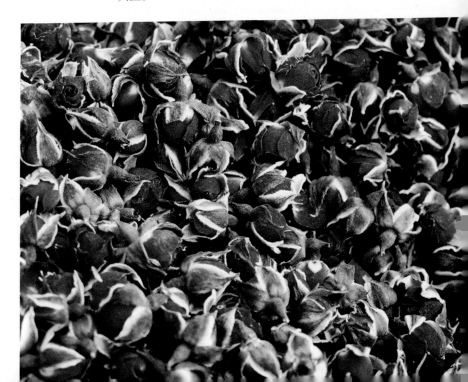

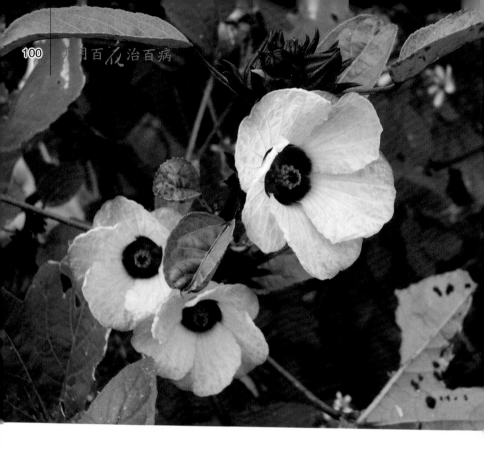

▶ 玫瑰茄

【别　　名】洛神花、山茄、洛神葵、红金梅、红梅果。

【来　　源】为锦葵科植物玫瑰茄 *Hibiscus sabdariffa* Linn. 的花萼。

【识别要点】一年生直立草本。花单生于叶腋，近无梗；花萼杯状，淡
　　　　　　紫色，疏被刺和粗毛，基部 1/3 处合生，裂片 5，三角状
　　　　　　渐尖形；花黄色，内面基部深红色。花期夏、秋二季。

【生境分布】原产于东半球热带地区。我国福建、台湾、广东、海南、
　　　　　　广西和云南南部有栽培。

【性味功能】味酸，性凉。清热解渴，敛肺止咳，解酒。

【用量用法】9~15 克，水煎服，或开水冲泡代茶。

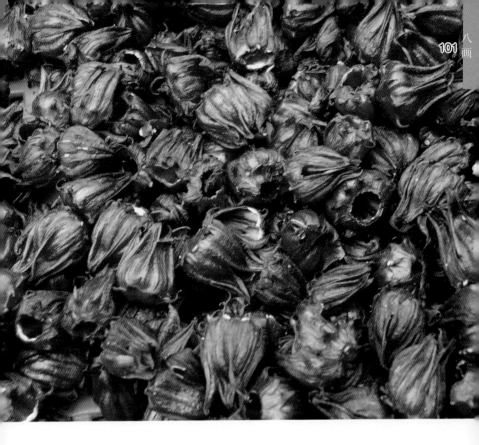

【使用禁忌】胃酸过多者不宜。

【民间验方】*1.* 暑热口渴：玫瑰茄 10 克，酌加蜂蜜，开水冲泡代茶。

2. 高血压、糖尿病：玫瑰茄、绞股蓝各 15 克，水煎代茶。

3. 咽喉肿痛：玫瑰茄 10 克，菊花 3 朵，胖大海 1 粒，酌加冰糖，开水冲泡代茶。

4. 咳嗽：玫瑰茄 10 克，陈皮 6 克，薄荷 3 克，酌加冰糖，开水冲泡代茶。

【典籍说药】《中华本草》："敛肺止咳，降血压，解酒。主治肺虚咳嗽，高血压，醉酒。"

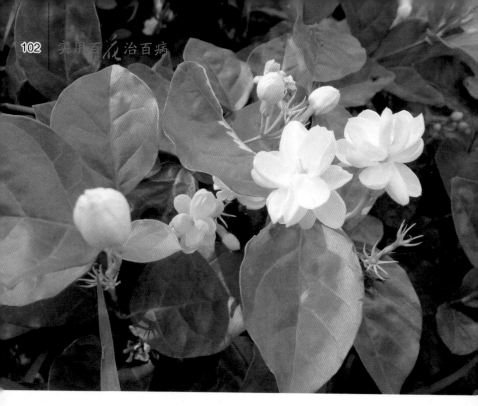

▶ 茉莉花

【别　　名】末梨花、末利花、白末利。

【来　　源】为木犀科植物茉莉花 *Jasminum sambac* (L.) Ait. 的花。

【识别要点】直立或攀缘灌木。聚伞花序顶生，通常有花 3 朵，有时单
　　　　　　花或多达 5 朵；花序梗被短柔毛；花萼无毛或疏被短柔毛；
　　　　　　花极芳香，白色，常重瓣，花冠裂片长圆形至近圆形。花
　　　　　　期 5~8 月。

【生境分布】为著名园林观赏花卉之一。我国南方各地广为栽培。

【性味功能】味辛、微甘，性温。理气止痛，平肝解郁。

【用量用法】3~10 克，水煎服，或开水冲泡代茶；外用适量，煎水洗
　　　　　　患处。

【民间验方】 *1.* 头晕头痛：茉莉花 15 克，鲢鱼头 1 个，水炖服。

2. 慢性结肠炎：茉莉花 10~20 朵，开水冲泡代茶。

3. 大便溏滑：茉莉花 6 克，开水冲服。

4. 目赤肿痛、迎风流泪：茉莉花适量，煎水熏洗；或茉莉花、菊花各 6 克，金银花 9 克，水煎服。

5. 口臭：茉莉花、薄荷各 3~6 克，开水冲泡代茶。

【典籍说药】 *1.*《食物本草》："主温脾胃，利胸膈。"

2.《本草再新》："解清虚火，能去积寒。并能治疮毒，消疽瘤。"

3.《随息居饮食谱》："和中下气，辟秽浊。治下痢腹痛。"

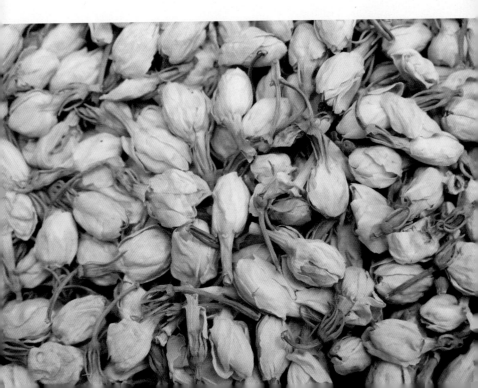

▶苦瓜花

【别　　名】凉瓜花、癞瓜花。

【来　　源】为葫芦科植物苦瓜 *Momordica charantia* Linn. 的花。

【识别要点】一年生攀缘草本。花单性，雌雄同株；雄花单生，中部或
　　　　　　基部有苞片，萼筒钟形，5裂，雄蕊3，贴生于萼筒之喉部；
　　　　　　雌花单生，基部有苞片，花柱细长，柱头3枚。花期4~7月。

【生境分布】我国南北各地普遍栽培。

【性味功能】味苦，性寒。清热解毒，和胃。

【用量用法】6~9克，水煎服；外用鲜品适量，捣烂敷患处。

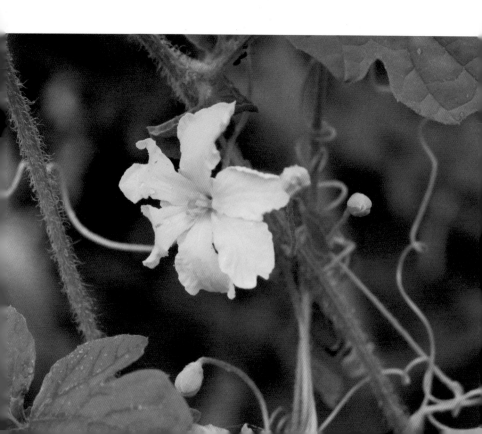

【使用禁忌】脾胃虚寒者慎服。

【民间验方】*1.* 痢疾：鲜苦瓜花 12 朵，捣烂取汁，和蜜适量，赤痢加入红曲 3 克，白痢加入六一散 9 克，开水冲服。
2. 慢性结肠炎：鲜苦瓜花适量，捣汁，酌加蜂蜜调服。
3. 蜂螫伤：鲜苦瓜花适量，揉烂擦患处。

【典籍说药】*1.*《滇南本草》："煅为末，治胃气疼，开水下；治眼疼，灯草汤下。"
2.《中华本草》："清热解毒，和胃。主治痢疾，胃气痛。"

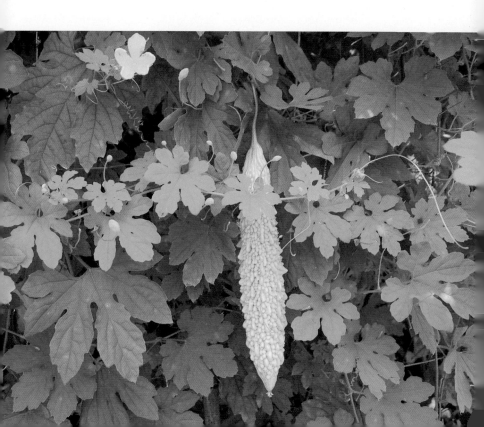

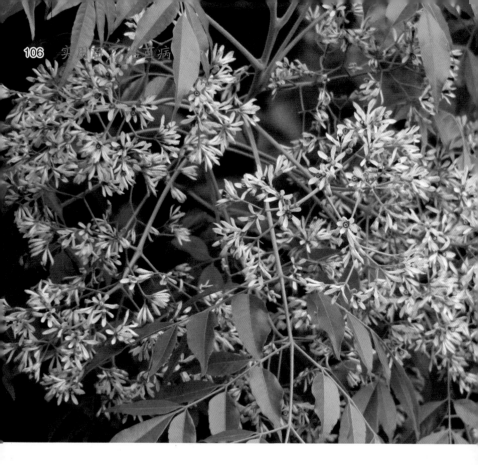

▶ 苦楝花

【别　　名】楝树花。

【来　　源】为楝科植物楝 *Melia azedarach* Linn. 的花。

【识别要点】落叶乔木。圆锥花序腋生或顶生；花萼 5 裂，裂片披针形，两面均被毛；花瓣 5，淡紫色，芳香，倒披针形；雄蕊管通常紫色，无毛或近无毛。花期 4~5 月。

【生境分布】生于旷野、路旁，或栽培。黄河以南各省区均有分布。

【性味功能】味苦，性寒。清热祛湿，杀虫止痒。

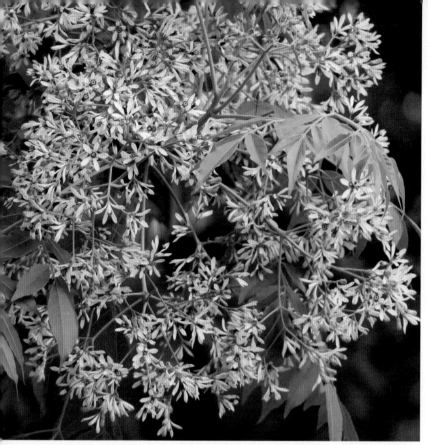

【用量用法】外用适量，捣烂敷，或煎水洗患处。

【民间验方】1. 痱子瘙痒：苦楝花焙干研末，酌加蚌粉、滑石粉，研匀，日频敷之。

2. 皮肤瘙痒：苦楝花、马齿苋、辣蓼各适量，煎水熏洗患处。

3. 头癣：苦楝花适量，研细末，用鲜肉汤和白酒调涂患处。

【典籍说药】1.《本草纲目》："热痱，焙末撒之。铺席下，杀蚤、虱。"

2.《本经逢原》："烧烟辟蚊虫。"

▶ 茄 花

【别　　名】茄子花、紫茄子花、白茄子花。

【来　　源】为茄科植物茄 *Solanum melongena* Linn. 的花。

【识别要点】一年生草本至亚灌木。花紫色或白色；孕性花单生，花后常下垂；不孕性花生于蝎尾状花序上与孕性花并出；花萼近钟形，顶端 5 裂；花冠的冠檐 5 裂，裂片三角形。花期 4~8 月。

【生境分布】原产于亚洲热带，全国各地均有栽培。

【性味功能】味甘，性平。敛疮，止痛，利湿。

【用量用法】6~15 克，水煎服；外用适量，研末涂敷患处。

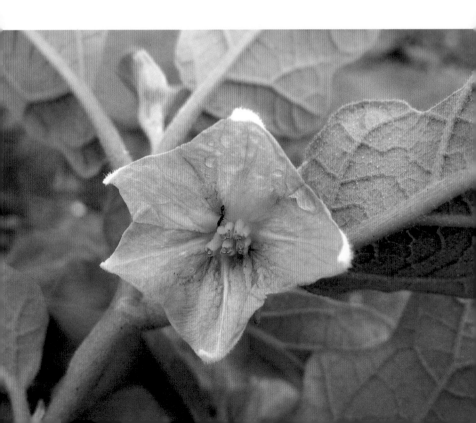

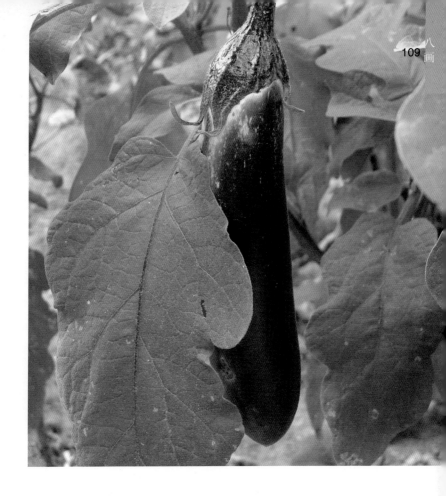

【民间验方】 *1.* 妇女白带如崩：茄花 15 克，土茯苓 30 克，水煎服。

2. 乳头裂痛：将经霜打的茄子花焙干，研末，酌加麻油调成糊状，涂患处。

3. 牙痛：秋茄花干之，烧末，研涂痛处。

4. 蜂螫伤：鲜茄花揉烂擦患处。

【典籍说药】 *1.*《本草纲目》："主治金疮，牙痛。"

2.《中华本草》："敛疮，止痛，利湿。主治创伤，牙痛，妇女白带过多。"

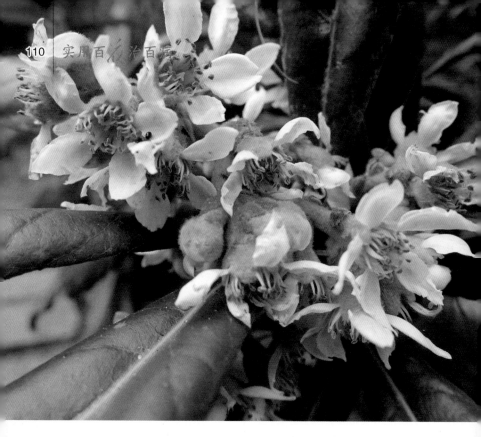

▶ 枇杷花

【别　　名】土冬花。

【来　　源】为蔷薇科植物枇杷 *Eriobotrya japonica* (Thunb.) Lindl. 的花。

【识别要点】常绿小乔木。圆锥花序顶生，密生锈色茸毛；萼筒浅杯状，萼片三角卵形，外面有锈色茸毛；花瓣白色，长圆形或卵形，基部具爪；雄蕊 20 枚；花柱 5，离生。花期 10~12 月。

【生境分布】多为栽培。分布于中南，以及陕西、甘肃、江苏、安徽、浙江、江西、福建、台湾、四川、贵州、云南等地。

【性味功能】味淡，性平。疏风止咳，通鼻窍。

【用量用法】6~12 克，水煎服；外用鲜品适量，捣烂敷患处。

【使用禁忌】胃炎、消化性溃疡者慎用。

【民间验方】*1.* 咳嗽气喘：枇杷花（蜜炙）9~15克，水煎服。

2. 肺热咳嗽：枇杷花煎汤调蜜服。

3. 伤风感冒：枇杷花、大青叶各9克，紫苏叶6克，开水冲泡代茶。

4. 头风、鼻流清涕：枇杷花、辛夷等量，研末，酒服6克，每日2次。

5. 鼻渊：枇杷花、辛夷、薄荷各6克，苍耳子12克，菊花9克，水煎服；另将药渣煎水，趁热熏鼻部。

6. 鼻流清涕：枇杷花、辛夷各等量，研末，每次6克，白酒送服。

【典籍说药】*1.*《食物本草》："治头风，鼻流清涕。"

2.《中华本草》："疏风止咳，通鼻窍。主治感冒咳嗽，鼻塞流涕，虚劳久嗽，痰中带血。"

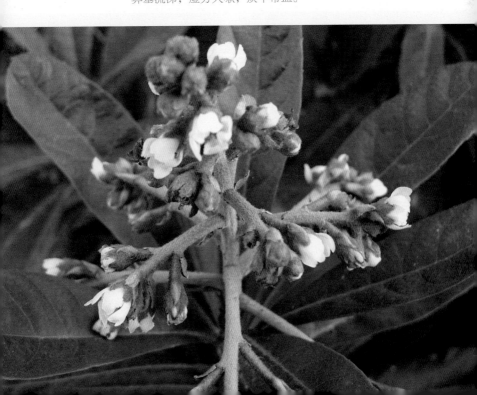

▶ 板栗花

【别　　名】栗花。

【来　　源】为壳斗科植物板栗 *Castanea mollissima* Bl. 的花或花序。

【识别要点】乔木。花单性，雌雄同株；雄花序穗状，生于新枝下部的叶腋，淡黄褐色，雄花着生于花序上、中部；雌花常生于雄花序下部，外有壳斗状总苞。花期 4~6 月。

【生境分布】常栽培于低山丘陵、缓坡及河滩等地。分布于黄河以南，以及河北、辽宁等地。

【性味功能】味微苦、涩，性平。清热燥湿，收敛止血。

【用量用法】9~15 克，水煎服。

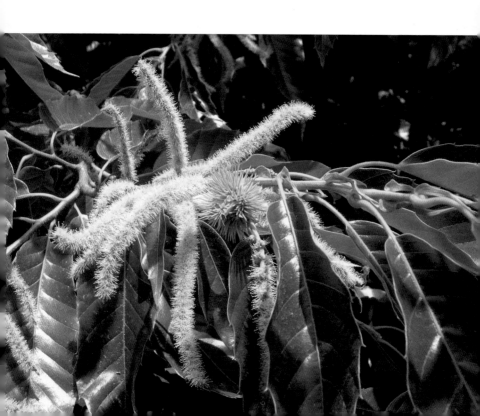

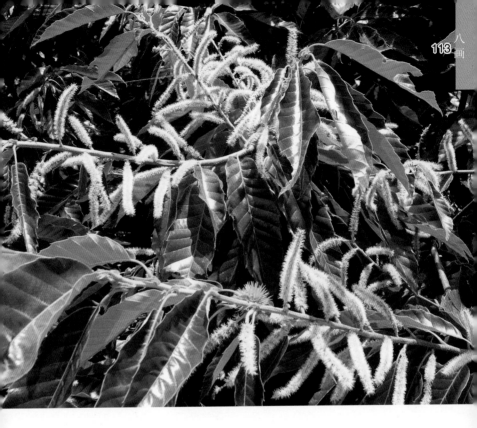

【民间验方】 *1.* 急性细菌性痢疾：板栗花 12 克，鸡冠花、槟榔各 6 克，水煎服。

2. 痢疾：板栗花 9 克，金樱花 6 克，红痢加白糖，白痢加红糖，水煎服。

3. 小儿呕吐：板栗花适量，水煎服。

4. 淋巴结结核：板栗花、浙贝母各等量，研末，每次 3 克，水酒送服，每日 1~2 次。

【典籍说药】 *1.*《本草纲目》："治瘰疬。"

2.《滇南本草》："治日久赤白痢疾，大肠下血。"

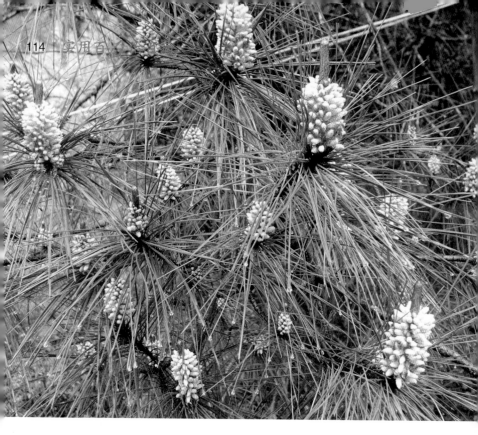

▶ 松花粉

【别　　　名】松花、松黄、松粉。

【来　　　源】为松科植物马尾松 *Pinus massoniana* Lamb. 的花粉。

【识别要点】常绿高大乔木。花粉为淡黄色的细粉，体轻，易飞扬，手捻有滑润感，不沉于水。花期 4~5 月。

【生境分布】生于海拔 1300 米以下的山地，或栽培。分布于陕西、云南、贵州、四川、河南、湖南、湖北、江苏、安徽、江西、浙江、福建、台湾、广东、广西等地。

【性味功能】味甘，性温。收敛止血，燥湿敛疮。

【用量用法】3~9 克，水煎服，或冲服；外用适量，干撒，或调敷患处。

【使用禁忌】血虚、内热者慎服。《本草衍义补遗》："多食能发上焦热。"

【民间验方】 *1.* 久痢不止：松花粉10克，饭前米汤送服。

2. 胃脘痛：松花粉3克，酒冲服。

3. 吐血、咯血、便血：松花粉6克，分3次服，冷开水送下。

4. 新生儿红臀、小儿夏季汗疹：松花粉外扑，并保持局部干燥。

5. 色斑、皮肤粗糙：松花粉适量，酌加蜂蜜调匀擦拭。

【典籍说药】 *1.*《本草纲目》："润心肺，益气，除风止血。"

2.《本经逢原》："除风湿，治痘疮湿烂。"

3.《本草经解》："松花，其主润心肺者，饮食入胃，脾气散精，输于心肺。松花味甘益脾，气温能行，脾为胃行其津液，输于心肺，所以能润心肺也。益气者，气温益肝之阳气，味甘益脾气之阴气也。风气通肝，气温散肝，所以除风。脾统血，味甘和脾，所以止血也。可以酿酒者，清香芳烈，宜于酒也。"

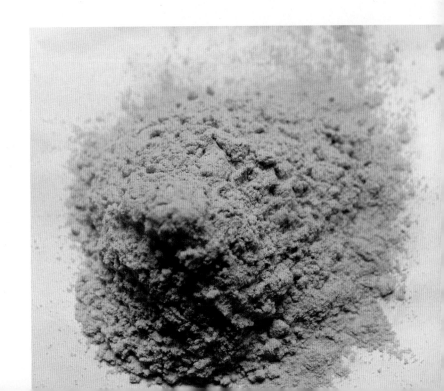

▶刺槐花

【别　　名】洋槐。

【来　　源】为豆科植物刺槐 *Robinia pseudoacacia* Linn. 的花。

【识别要点】落叶乔木。总状花序腋生，下垂，花序轴及花梗被毛；花萼钟状，顶端 5 浅裂，密被短柔毛；花白色，芳香，旗瓣近圆形，基部有黄色斑点，翼瓣弯曲，龙骨瓣向内弯曲，下部连合。花期 4~6 月。

【生境分布】生于公路旁及村庄周围。全国各地广为栽培。

【性味功能】味甘，性平。止血。

【用量用法】9~15 克，水煎服，或泡茶饮。

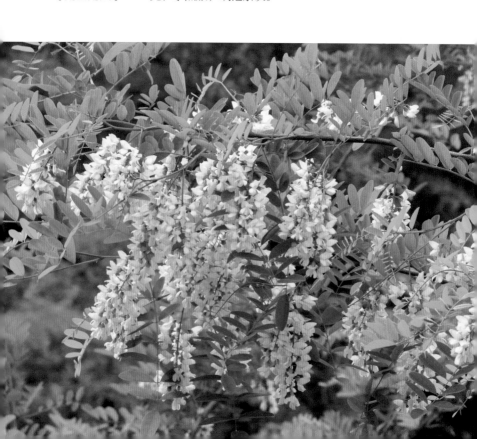

【民间验方】 *1.* 高血压：刺槐花、荠菜花各 15~30 克，水煎代茶。

　　2. 便血：刺槐花 15 克，地榆、藕节各 12 克，水煎服。

　　3. 痔疮出血：刺槐花 15 克，仙鹤草、地榆各 12 克，水煎服。

　　4. 鼻出血：刺槐花、白茅根各 15 克，侧柏叶 10 克，水煎服；或刺槐花研末塞鼻孔中。

　　5. 小儿热痱：刺槐花、空心菜各适量，煎水洗患处。

【典籍说药】《中华本草》："止血。主治大肠下血，咯血，吐血，血崩。"

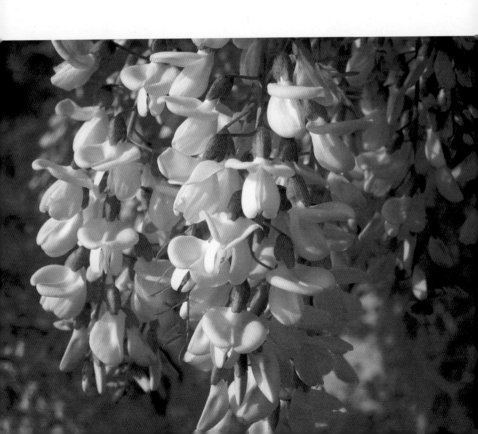

▶昙　花

【别　　名】琼花、昙华、月来美人。

【来　　源】为仙人掌科植物昙花 *Epiphyllum oxypetalum* (DC.) Haw. 的花。

【识别要点】多年生灌木状肉质植物。花两性，单生于节的边缘，大型，两侧对称，白色，夜间开放；花被管比裂片长，花被片白色，干时黄色；雄蕊细长，多数；花柱白色，多裂。浆果。花期 6~10 月。

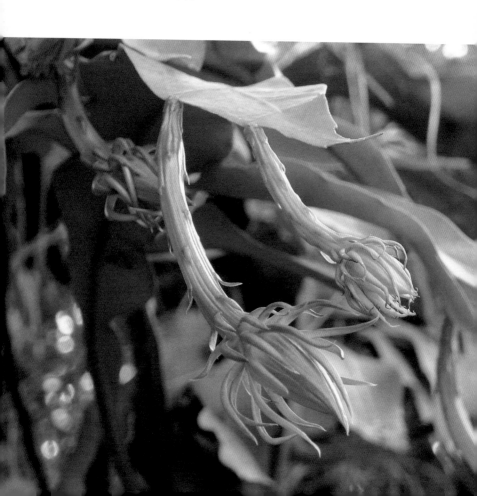

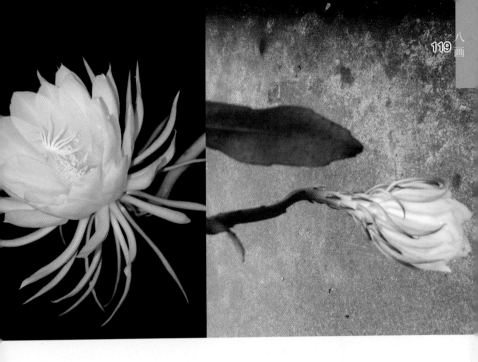

【生境分布】为著名观赏花卉之一。全国各地广为栽培。

【性味功能】味甘，性平。清肺止咳，养心安神，凉血止血。

【用量用法】3~5 朵，水煎服。

【民间验方】*1.* 肺结核咳嗽、咯血：鲜昙花 3~5 朵，冰糖 15 克，水炖服。

2. 高血压（属阴虚体质者）：昙花 10~15 克，蚕豆花 30 克，鲜品加倍，泡水当茶饮，连服 2 周。

3. 心胃气痛：昙花 9~15 克，水煎服。

4. 心悸、失眠：鲜昙花 3~5 朵，猪瘦肉少许，水炖服。

5. 咽喉肿痛：鲜昙花适量，冰糖少许，水煎服。

【典籍说药】《中华本草》："清肺止咳，凉血止血，养心安神。主治肺热咳嗽，肺痨，咯血，崩漏，心悸，失眠。"

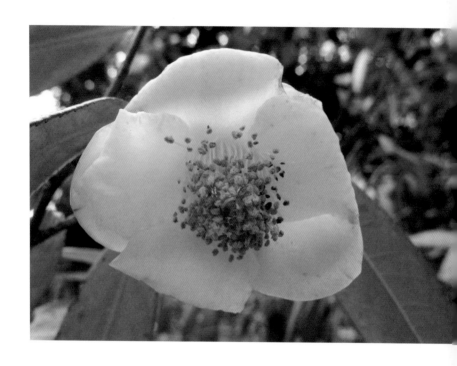

▶ 金花茶花

【别　　名】金茶花、黄茶花。

【来　　源】为山茶科植物金花茶 *Camellia petelotii* (Merr.) Sealy 的花。

【识别要点】灌木。花单生；苞片5，阔卵形；萼片5，不对称，卵形，基部合生；花瓣8~10，金黄色，近圆形，边缘具缘毛；雄蕊多数，排成四列；花柱3~4，分离。花期8月至次年2月。

【生境分布】生于山谷林下，或栽培。分布于广西。

【性味功能】味涩，性平。收敛止血。

【用量用法】3~9克，水煎服，或开水泡服；外用鲜品适量，捣烂敷患处。

【民间验方】*1.* 高血压：金花茶花1克，莲子心3克，开水冲泡代茶。

　　　　　　2. 便血、月经过多：金花茶花3~9克，开水冲泡代茶。

　　　　　　3. 蜂螫伤：鲜金花茶花适量，捣烂擦患处。

　　　　　　4. 外伤出血：鲜金花茶花适量，嚼烂或捣烂敷患处。

【典籍说药】《中华本草》："收敛止血。主治便血，月经过多。"

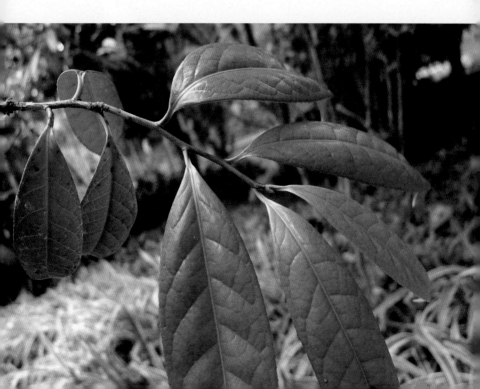

▶ 金针菜

【别　　名】金针花、萱草花、宜男花、鹿葱花。

【来　　源】为百合科植物黄花菜 *Hemerocallis citrina* Baroni 的花蕾。

【识别要点】多年生草本。花葶长短不一，一般稍长于叶；蝎尾状聚伞
　　　　　　花序组成圆锥形，多花；花柠檬黄色，具淡淡的清香味；
　　　　　　花被裂片 6，外轮倒披针形，内轮长圆形；雄蕊 6。花期
　　　　　　5~9 月。

【生境分布】生于山坡、山谷、林缘，或栽培。分布于河北、陕西、甘肃、
　　　　　　山东、河南、湖北、湖南、四川、江苏、浙江、福建等地。

【性味功能】味甘，性凉。清热利湿，宽胸解郁，凉血解毒。

【用量用法】15~30 克，水煎服；外用适量，捣烂敷，或研末调敷患处。

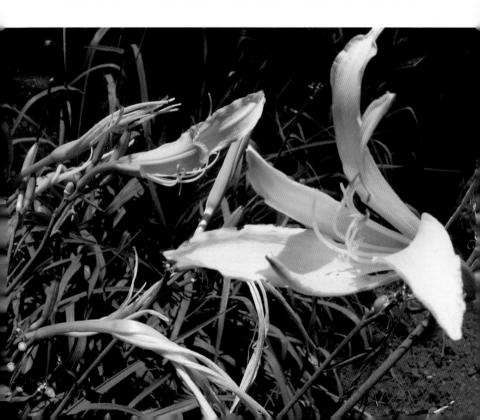

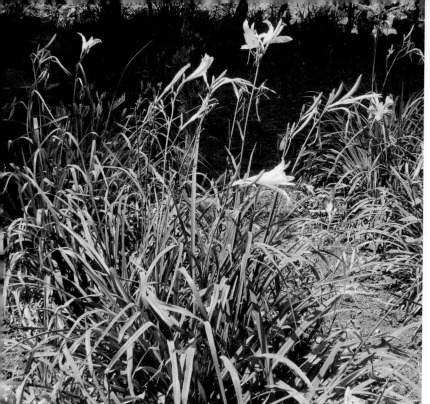

【民间验方】 1. 失眠（属肝郁化火证者）：金针菜30克，冰糖适量，水煎，晚睡前服。

2. 湿热痢：金针菜、马齿苋各50克，水煎，酌加冰糖调服。

3. 无黄疸型肝炎：金针菜15~30克，酌加海蚌或淡水花蛤同煮食。

4. 痔疮出血：金针菜30克，红糖适量，煮熟，早饭前1小时服，连服3~4日。

5. 鼻衄：金针菜30~60克，白茅根15克，水煎服。

6. 急性结膜炎：金针菜30克，水煎，酌加白糖调服。

【典籍说药】 1.《本草图经》："安五脏，利心志，明目。作菹利胸膈。"

2.《医林纂要·药性》："补心，清肺，破郁，行水，养胎，滑胎。"

3.《随息居饮食谱》："养心，解忧释忿，荤素宜之，与病无忌。"

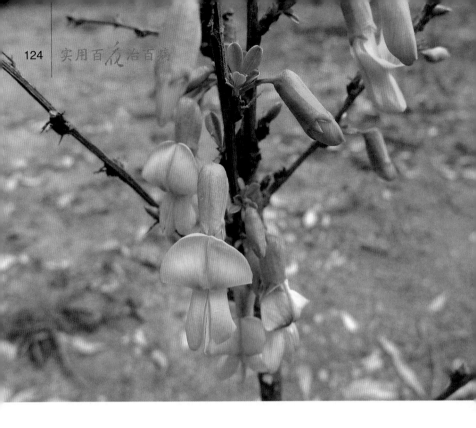

▶ 金雀花

【别　　名】金鹊花、黄雀花、斧头花。

【来　　源】为豆科植物锦鸡儿 *Caragana sinica* (Buc'hoz) Rehd. 的花。

【识别要点】落叶灌木。花单生；花梗中部有关节，节上有极细的小苞片；花萼钟形，基部偏斜；花瓣黄色带红色，旗瓣狭倒卵形，具短爪，翼瓣长圆形，龙骨瓣比翼瓣短；雄蕊10，二体。花期4~5月。

【生境分布】生于山坡、灌丛中，或栽培。分布于东北、华东、中南、西南各地。

【性味功能】味甘，性微温。健脾益肾，和血祛风，止咳。

【用量用法】9~30克，水煎服。

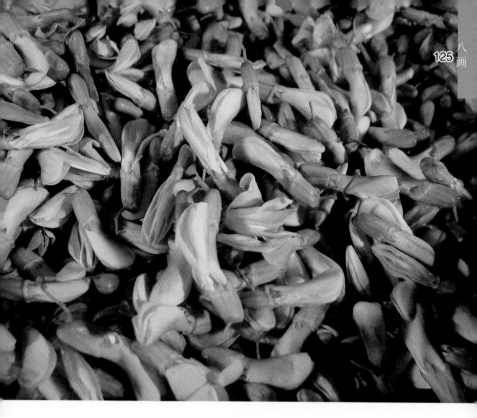

【民间验方】 *1.* 头晕头痛：金雀花 15~30 克，水煎服。

2. 肺虚久咳：金雀花15克，兰花参30克，酌加冰糖，水煎服。

3. 小儿寒咳：金雀花 3 克，与鸡蛋 1 个炒熟，加水适量，加入白糖少许煮服。

4. 小儿疳积：金雀花 3 克，蒸鸡蛋服，连服数日。

5. 风湿关节痛：金雀花 120 克，白酒 500 克，浸泡 7 日，每服半酒杯，每日 2 次，连服数日。

....

【典籍说药】 *1.*《滇南本草》："主补气补血，劳伤气血，寒热痨热，畏凉发热，咳嗽，妇女白带日久，气虚下陷者良效。头晕耳鸣，腰膝酸疼，一切虚劳伤损，服之效。或煨笋、鸡、猪肉食亦可。"

2.《本草纲目拾遗》："和血祛风，亦入乳痈药用。大能透发痘疮，以其得先春之气，故能解毒攻邪。"

3.《植物名实图考》："滋阴，补阳。蒸鸡蛋，治头痛。"

▶金银花

【别　　名】忍冬花、银花、双花、二花、二宝花、双宝花。

【来　　源】为忍冬科植物忍冬 *Lonicera japonica* Thunb. 的花蕾或带初开的花。

【识别要点】多年生缠绕木质藤本。花成对腋生，花梗密被短柔毛和腺毛；花萼短小，5齿裂，外面和边缘密被毛；花冠唇形，外被短毛和腺毛，花初开时为白色，2~3日后变金黄色；雄蕊5，伸出花冠外。花期4~7月。

【生境分布】生于山坡、灌丛、路边、村庄周围，或栽培。分布于华东、中南、西南，以及辽宁、河北、山西、陕西、甘肃等地。

【性味功能】味甘，性寒。清热解毒，疏散风热。

【用量用法】6~15克，水煎服；外用适量，捣烂敷，或煎水洗患处。

【使用禁忌】脾胃虚寒及疮疡属阴证者慎服。

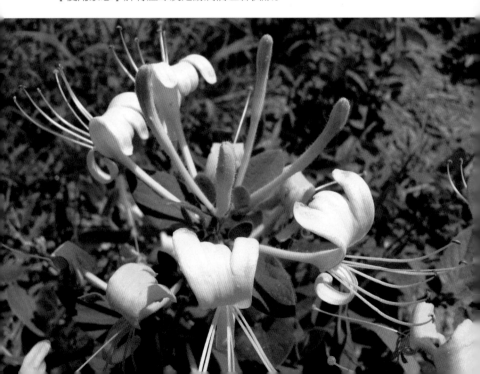

【民间验方】*1.* 防治暑疖：金银花 30 克，荆芥、蒲公英、连翘各 9 克，薄荷 6 克，水煎服。

2. 慢性咽喉炎：金银花、人参叶各 15 克，甘草 3 克，开水冲泡代茶。

3. 咽喉肿痛：金银花、麦冬、苦桔梗各 50 克，水煎代茶。

4. 疔疮：金银花 20 克，野菊花、蒲公英、紫花地丁、天葵子各 15 克，水煎，加酒 1~2 匙温服，被盖出汗为度，药渣捣烂敷患处。

【典籍说药】*1.*《本草正》："其性微寒，善于化毒。故治痈疽肿毒，疮癣，杨梅，风湿诸毒，诚为要药。毒未成者能散，毒已成者能溃。但其性缓，用须倍加或用酒煮服，或捣汁掺酒顿饮，或研烂拌酒厚敷。若治瘰疬上部气分诸毒，用一两许，时常煎服极效。"

2.《药义明辨》："金银花，味甘微寒。凡肝家血虚有热以为病者，或脏腑、经脉，或肉里，皆可用以撤其壅热，散其聚毒，不但为诸疮要药而已。"

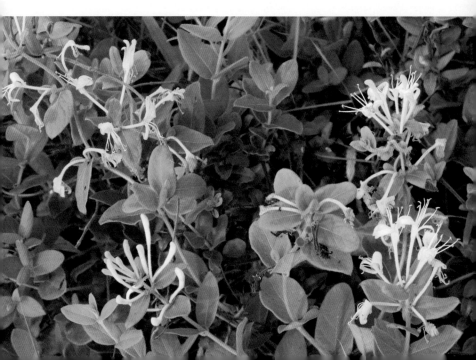

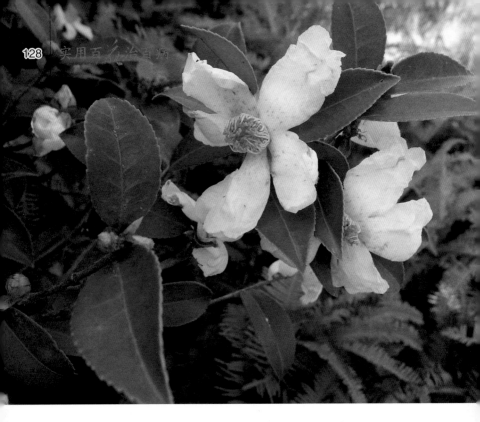

▶ 油茶花

【别　　名】茶子花、茶子木花。

【来　　源】为山茶科植物油茶 *Camellia oleifera* Abel. 的花。

【识别要点】常绿灌木或小乔木。花两性，1~3 朵生于枝顶或叶腋，
　　　　　　无梗；萼片通常 5，外被绢毛；花瓣 5~7，白色，倒卵形
　　　　　　至披针形，先端常有凹缺，外面有毛；雄蕊多数。花期
　　　　　　10~11 月。

【生境分布】生于山坡、灌丛、林缘，或栽培。长江流域及其以南各地
　　　　　　广泛栽培。

【性味功能】味苦，性微寒。凉血止血。

【用量用法】3~10克，水煎服；外用适量，研末调敷患处。

【民间验方】*1.* 鼻衄：油茶花、白茅花各9克，水煎服。

        2. 毛囊炎：油茶花适量，晒干，研末，调老茶油涂患处。

        3. 烫伤：油茶花研细末，调茶油或麻油涂抹患处。

【典籍说药】《中华本草》："凉血止血。主治吐血，咳血，衄血，便血，子宫出血，烫伤。"

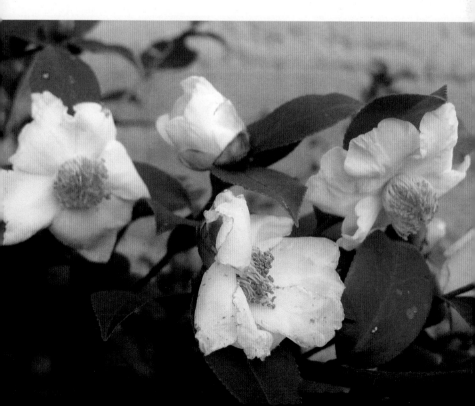

▶ 泡桐花

【别　　名】白桐花。

【来　　源】为玄参科植物白花泡桐 *Paulownia fortunei*（Seem.）Hemsl. 的花。

【识别要点】乔木。聚伞圆锥花序顶生；小聚伞花序有花 3~8 朵，头年秋天生花蕾，先叶开放；花萼倒圆锥形，5 裂；花冠管状漏斗形，白色，背面稍带紫色或淡紫色；二强雄蕊，具疏腺。花期 2~3 月。

【生境分布】生于山坡、林中，或栽培。分布于长江以南各地。

【性味功能】味苦，性寒。清肺利咽，消肿解毒。

【用量用法】9~15 克，水煎服；外用鲜品适量，捣烂敷患处。

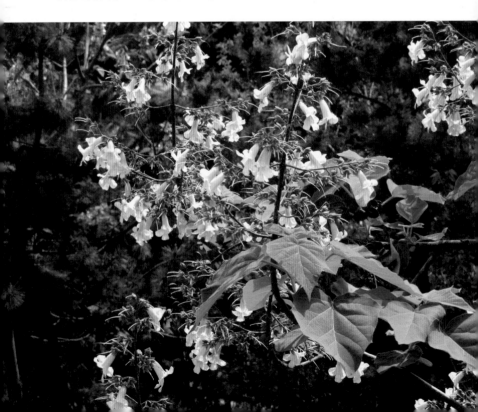

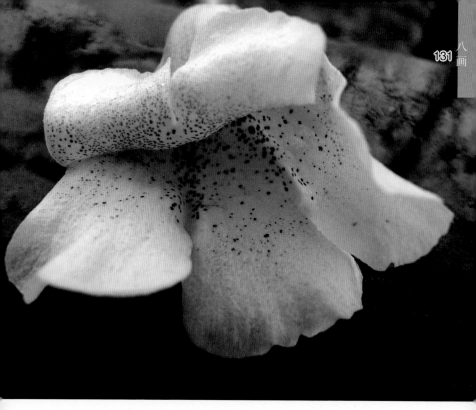

【民间验方】1. 玻璃体混浊（飞蚊症）：泡桐花、酸枣仁、玄明粉、羌活各等量，共研细末。每次 6 克，每日 3 次，布包煎服。

2. 湿疹：泡桐花、一枝黄花、马齿苋各适量，煎水洗患处。

3. 痈疽肿毒：鲜泡桐花或叶、芙蓉花或叶、七叶一枝花各适量，捣烂敷患处。

4. 无名肿毒：鲜泡桐花、野菊花、连钱草各适量，捣烂敷患处。

5. 腮腺炎：泡桐花 24 克，白糖 30 克，水煎，冲白糖服。

【典籍说药】1.《中药大辞典》："对上呼吸道感染，支气管肺炎，急性扁桃体炎，菌痢，急性肠炎，疖肿，急性结膜炎的疗效较好。"

2.《中华本草》："清肺利咽，解毒消肿。主治肺热咳嗽，急性扁桃体炎，菌痢，急性肠炎，急性结膜炎，腮腺炎，疖肿，疮癣。"

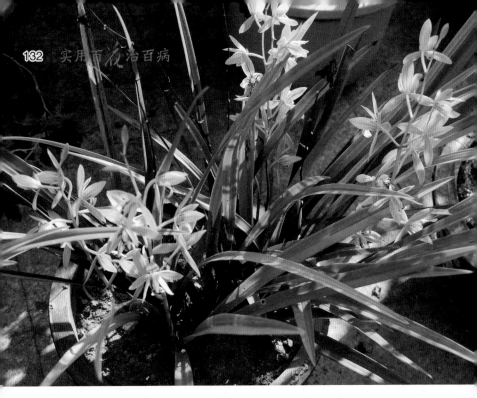

▶ 建兰花

【别　　名】兰花、官兰花、秋兰花。

【来　　源】为兰科植物建兰 Cymbidium ensifolium (Linn.) Sw. 的花。

【识别要点】陆生植物。花葶直立，较叶短，具 4~10 朵花或更多；萼片浅绿色，具 5~7 条紫红色脉纹；花瓣较短，浅黄绿色，具紫色斑纹，清香；唇瓣不明显 3 裂，中裂片反卷，浅黄色带紫红色斑点。花期 7~10 月。

【生境分布】为著名园林观赏花卉之一。分布于华东、中南、西南，各地有栽培。

【性味功能】味辛，性平。调气和中，清肺止咳，明目。

【用量用法】3~9 克，水煎服，或开水冲泡代茶；外用鲜品适量，捣烂敷，或捣汁涂患处。

【民间验方】 *1.* 久嗽：取浸渍于蜂蜜中的建兰花 14 朵，水炖服。

  2. 劳力过伤咳嗽或久嗽：干建兰花或蜜建兰花 30 克，水煎服。

  3. 郁证：建兰花 10 克，合欢花 5 克，绿茶 30 克，混匀，每次取适量，开水冲泡代茶。

  4. 妊娠恶阻：建兰花 15 克，水煎代茶。

  5. 醉酒：建兰花 15 克，水煎代茶。

【典籍说药】 *1.*《食物本草》："主利水道，杀蛊毒。久服益气，除胸中痰癖，生血，调气养荣，可入面脂。"

  2.《本草纲目拾遗》："素心建兰花干之可催生，除宿气，解郁。蜜渍青兰花点茶饮，调和气血，宽中醒酒。黄花者名蜜兰，可以止泻。花色黑者名墨兰，干之可治瞽目，生瞳神，治青盲最效。"

  3.《分类草药性》："明目。"

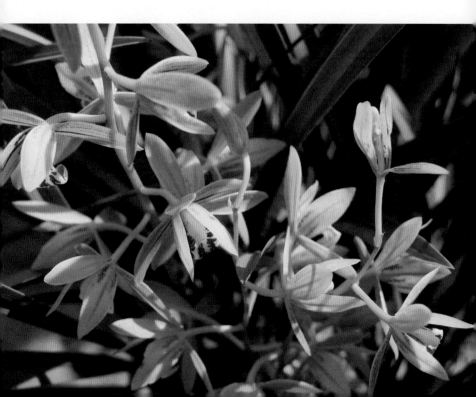

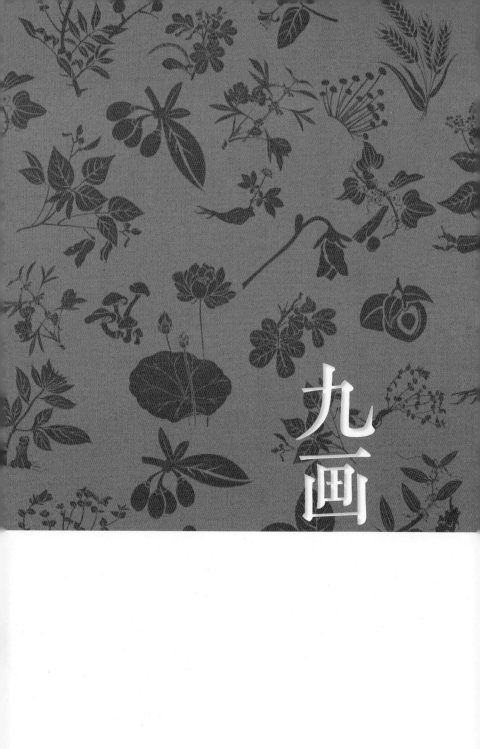

九画

▶ 玳玳花

【别　　名】代代花、酸橙花、枳壳花。

【来　　源】为芸香科植物玳玳花 Citrus aurantium Linn.var. amara Engl. 的花蕾。

【识别要点】常绿灌木或小乔木。花单生或簇生于叶腋；萼杯状，先端 5 裂，有缘毛；花瓣长圆形，白色；雄蕊 20~25 枚；花柱 圆柱形，柱头头状。花期 5~6 月。

【生境分布】我国南部各地多有栽培。

【性味功能】味辛、甘、微苦，性平。理气宽胸，和胃止呕，解酒。

【用量用法】1.5~3 克，水煎服，或开水冲泡代茶。

【使用禁忌】肝胆郁热及脾胃阴虚者慎用。

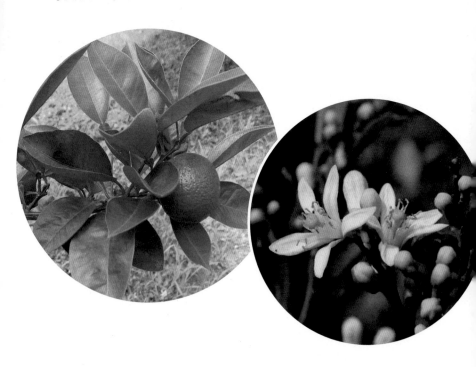

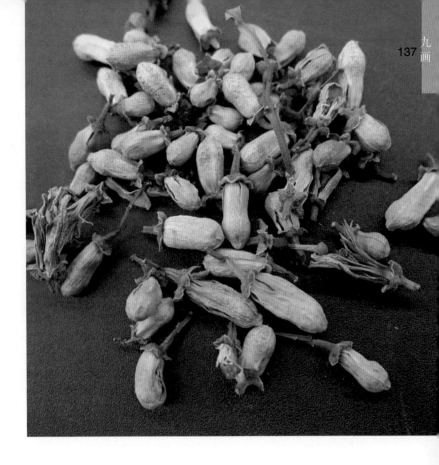

【民间验方】1. 胸腹胀满：玳玳花适量，开水冲泡代茶；或玳玳花、
玫瑰花、厚朴花各3克，水煎服。

2. 胃脘痛：玳玳花3克，制香附、川楝子、杭白芍各9克，
水煎服。

3. 腹胀呕吐：玳玳花、厚朴、生姜各适量，水煎频服。

4. 肝胃气痛：玳玳花6克，陈皮9克，甘草3克，开水冲泡，
每日3次分服。

5. 胃脘胀满：玳玳花10克，陈皮20克，开水冲泡代茶。

【典籍说药】1.《饮片新参》："理气宽胸，开胃止呕。"

2.《中华本草》："理气宽胸，和胃止呕。主治胸中痞闷，
脘腹胀痛，不思饮食，恶心呕吐。"

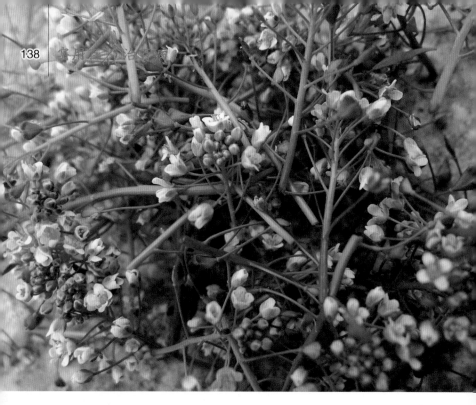

▶荠菜花

【别　　名】荠花、地米花。

【来　　源】为十字花科荠菜 *Capsella bursa-pastoris* (Linn.) Medic. 的花序。

【识别要点】一年或二年生草本植物。花序初时伞房状，花后伸长呈总状，顶生或腋生；花小；萼片绿色，长圆形；花瓣白色，匙形或卵形，较萼片稍长，有短爪。花期 2~5 月。

【性味功能】味甘，性凉。清热利湿，凉血止血。

【用量用法】10~15 克，水煎服。

【民间验方】*1.* 预防流行性乙型脑炎：荠菜花 30 克，水煎代茶。

　　　　　　2. 急性肾炎：荠菜花、萹蓄各 30 克，马蹄金、车前草各 15 克，水煎服。

　　　　　　3. 慢性肾炎（属肝肾阴虚证者）：荠菜花 50 克，放入热

油锅中微炒，加水煮沸，打入鸡蛋 2 个，做成鸡蛋汤食用，每日 1 剂。

4. 崩漏：鲜荠菜花 30 克，地榆炭 15 克，水煎服。

5. 吐血、咯血、鼻出血、牙龈出血：荠菜花、白及各 15 克，水煎服。

6. 高血压引起的眼底出血：荠菜花、墨旱莲各 30 克，水煎服。

【典籍说药】*1.*《植物名实图考》："能消小儿乳积，烧灰治红白痢。"
2.《中华本草》："凉血止血，清热利湿。主治崩漏，尿血，吐血，咯血，衄血，小儿乳积，痢疾，赤白带下。"

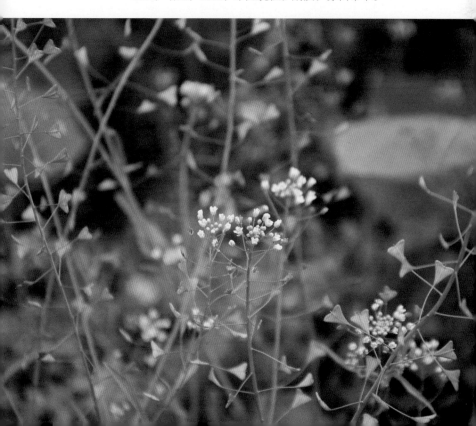

▶ 南瓜花

【别　　名】番蒲花、金瓜花。

【来　　源】为葫芦科植物南瓜 *Cucurbita moschata* Duchesne 的花。

【识别要点】一年生蔓生草本。花单性，雌雄同株；雄花单生，花萼筒钟形，裂片条形，被柔毛，上部扩大成叶状，花冠黄色，钟状，雄蕊3；雌花单生，柱头3；果梗粗壮，有棱槽。花期6~7月。

【生境分布】全国各地普遍栽培。

【性味功能】味甘，性凉。清湿热，消肿毒。

【用量用法】9~30 克，水煎服；外用鲜品适量，捣烂敷患处。

【使用禁忌】花粉过敏者慎用。

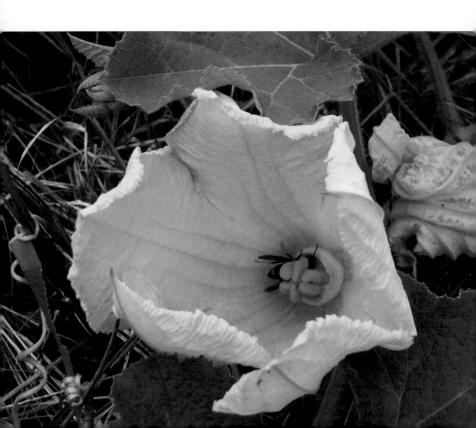

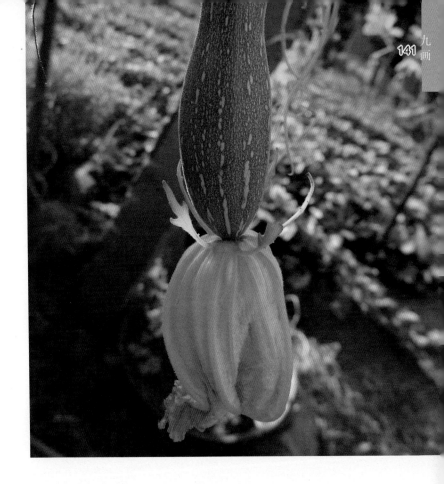

【民间验方】 *1.* 痢疾：南瓜花、马齿苋各 15~30 克，水煎服。

2. 咳嗽失音：南瓜花 9 克，冰糖适量，开水冲服。

3. 慢性扁桃体炎：南瓜花 50 克，鲜芦根 100 克，女贞子叶 10 克，水煎，分 3 次，饭后服。

4. 夜盲症：鲜南瓜花 30~50 克，猪肝适量，水炖服。

5. 小儿暑痱：鲜南瓜花 3~5 朵，猪瘦肉适量，水炖服。

【典籍说药】 *1.*《分类草药性》：“治咳嗽，提音，解毒，久远痼疾。”

2.《中华本草》：“清湿热，消肿毒。主治黄疸，痢疾，咳嗽，痈疽肿毒。”

▶ 荭草花

【别　　名】水荭花。

【来　　源】为蓼科植物红蓼 *Polygonum orientale* L. 的花序。

【识别要点】一年生草本。总状花序由多数小花穗组成，顶生或腋生；苞片宽卵形；花被淡红或白色，5 深裂；雄蕊通常 7，长于花被；花柱 2。花期 7~8 月。

【生境分布】生于路旁及水边湿地，或栽培。除西藏自治区外，分布几遍全国。

【性味功能】味辛，性温。行气活血，健脾消积。

【用量用法】3~6 克，水煎服。

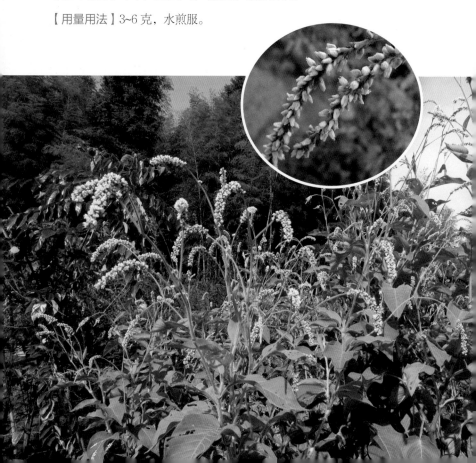

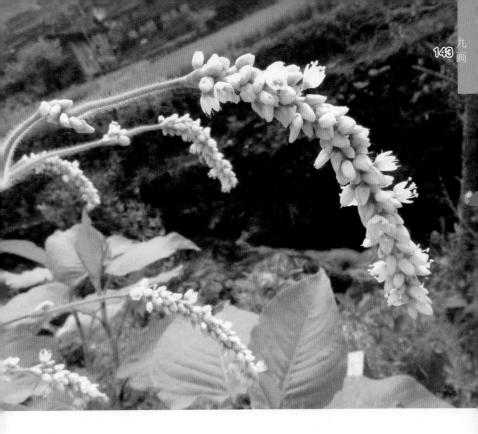

【民间验方】 *1.* 胃脘血气作痛：荭草花1大撮，水2盅，煎1盅服。

　　2. 痢疾初起：荭草花（取花、叶）炒末，每服9克，红痢蜜汤下，白痢砂糖汤下。

　　3. 性病性淋巴肉芽肿：荭草花1握，红糖15克，捣烂加热敷患处，每日换药1次。

　　4. 脚气疼痛：荭草花，煮汁，浸之。

　　5. 疮疖初起：荭草花适量，红糖少许，捣烂敷患处。

【典籍说药】 *1.*《本草纲目》："散血，消积，止痛。"

　　2.《药性考》："（治）疬痛，痞积。"

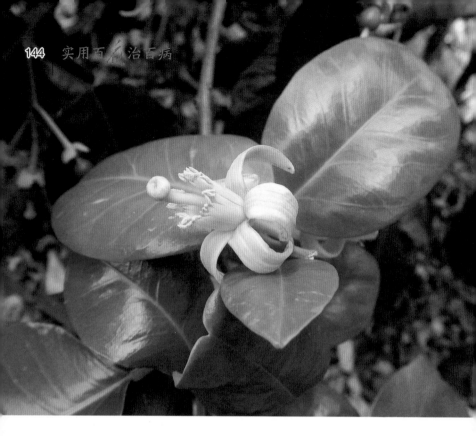

▶ 柚 花

【别　　名】文旦花、橘花、柚子花。

【来　　源】为芸香科植物柚 *Citrus maxima* (Burm.) Osbeck 的花。

【识别要点】常绿乔木。花单生或为总状花序，腋生；萼杯状，4~5 浅
　　　　　　裂；花蕾常带紫红色；花瓣 4~5，白色，长圆形，肥厚；
　　　　　　雄蕊 25~45；花柱长且粗，柱头特大。花期 3~4 月。

【生境分布】长江以南各省区多有栽培。

【性味功能】味辛、苦，性温。行气，化痰，止痛。

【用量用法】1.5~4.5 克，水煎服。

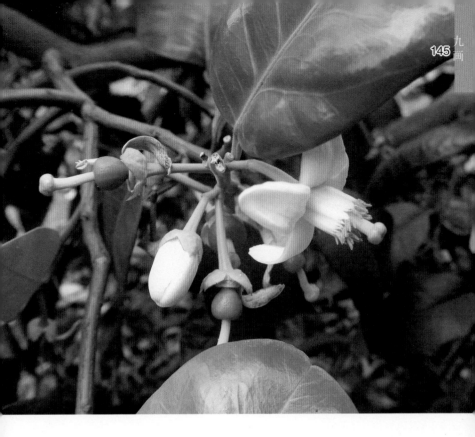

【使用禁忌】孕妇慎用。

【民间验方】*1.* 胃寒痛：柚花 3 克，酌加冰糖，水煎服。

  2. 虚寒性胃痛、胃溃疡：柚花、金针菇各 15 克，猪肚 1 个，水炖服。

  3. 咳嗽：柚花 6 克，甘草 3 克，开水冲泡代茶。

  4. 月经不调：柚花、玫瑰花各 1.5~3 克，开水冲泡代茶。

⋯⋯⋯⋯⋯⋯⋯⋯⋯⋯⋯⋯⋯⋯⋯⋯⋯⋯⋯⋯⋯⋯⋯⋯⋯⋯⋯⋯⋯

【典籍说药】*1.*《本草纲目》："蒸麻油作香泽面脂，长发润燥。"

  2.《中华本草》："行气，化痰，止痛。主治胃脘胸膈胀痛。"

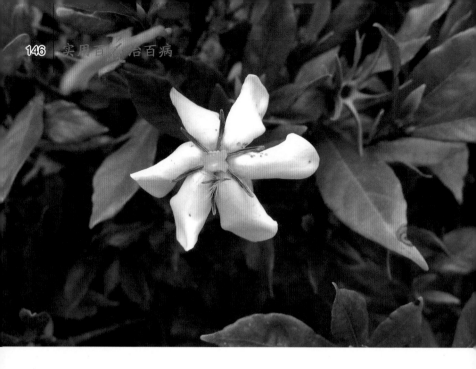

▶ 栀子花

【别　　名】山栀花、白蟾花、支子花。

【来　　源】为茜草科植物栀子 *Gardenia jasminoides* Ellis 的花。

【识别要点】常绿灌木。花大，芳香，顶生或腋生；萼绿色，裂片 5~7，线状披针形，通常比萼筒稍长；花冠高脚碟状，白色，后变乳黄色，旋转排列；雄蕊与花冠裂片同数；雌蕊 1。花期 5~7 月。

【生境分布】生于丘陵山坡、林缘、路旁、灌丛中，或栽培。分布于中南、西南，以及江苏、安徽、浙江、江西、福建、台湾等地。

【性味功能】味苦，性寒。清肺止咳，凉血止血。

【用量用法】6~15 克，水煎服。

【使用禁忌】脾虚泄泻、肾阳不足者慎服。

【民间验方】*1.* 久咳失音：栀子花 3~5 朵，蜂蜜 15 克，水炖服。

2.声音嘶哑：栀子花5朵，金银花15克，甘草6克，蜂蜜500克，浸泡1周后服，每次1汤匙，每日3次。

3.伤风,肺有实痰、实火,肺热咳嗽：栀子花3朵,蜂蜜少许,同煎服。

4.高血压：栀子花3朵，栀子5粒，开水冲泡代茶。

5.牙龈肿痛：栀子花15~30克，猪小肠适量，水炖服。

【典籍说药】 *1.*《滇南本草》："泻肺火，止肺热咳嗽，止鼻衄血，消痰。"
2.《本草纲目》："悦颜色，《千金翼》面膏用之。"

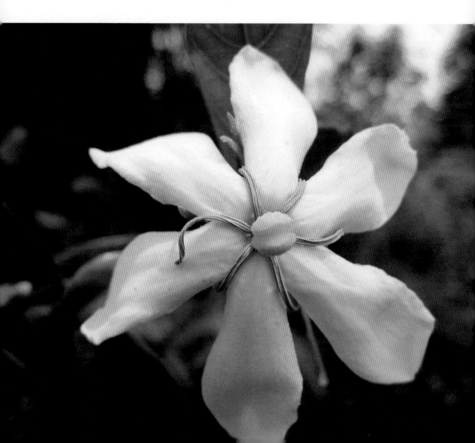

▶ 柳 花

【别　　名】柳树花、杨花、柳蕊。

【来　　源】为杨柳科植物垂柳 *Salix babylonica* Linn. 的花序。

【识别要点】落叶乔木。花序先叶或与叶同时开放；雄花序长1.5~3
　　　　　　厘米，雄蕊2，腺体2；雌花序长达2~5厘米，基部有
　　　　　　3~4小叶，子房椭圆形，花柱短，腺体1。花期3~4月。

【生境分布】多栽培于溪、河岸边。分布于长江及黄河流域。

【性味功能】味苦，性寒。清热凉血，祛风利湿。

【用量用法】6~12克，水煎服；外用适量，烧灰存性，研末撒患处。

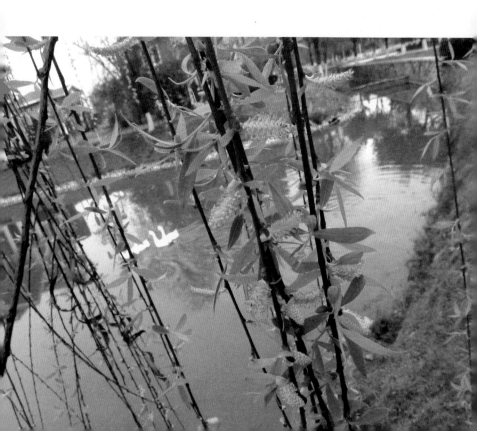

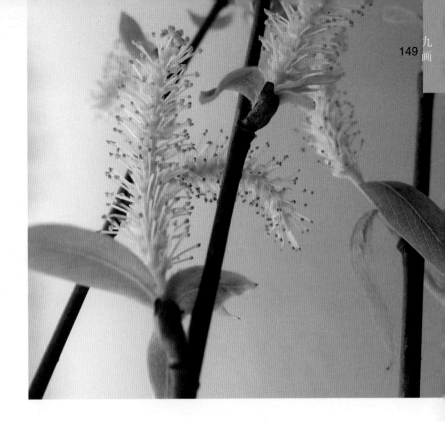

【民间验方】 *1.* 热郁黄疸：柳花15克，水煎服。

　　　　　　　2. 吐血、咯血：柳花焙干研末，每次3克，蜜水送服。

　　　　　　　3. 风水面肿：柳花，煎汤饮之。

　　　　　　　4. 室女（未婚女子）经停发热：柳花20克，紫草40克，升麻20克，当归25克，共研细末，每次20克，葡萄适量煎汤送服。

　　　　　　　5. 脚多汗湿：鞋袜着柳花内穿之。

....

【典籍说药】 *1.*《神农本草经》："主风水，黄疸，面热黑。"

　　　　　　　2.《药性论》："主止血。治湿痹四肢挛急，膝痛。"

　　　　　　　3.《滇南本草图说》："治吐血，咯血，咳血，唾血，下血，血淋，一切血症。"

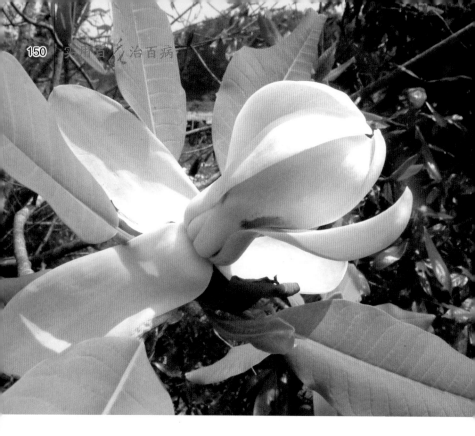

▶ 厚朴花

【别　　名】川朴花、调羹花。

【来　　源】为木兰科植物厚朴 *Magnolia officinalis* Rehd. et Wils. 的花蕾。

【识别要点】落叶乔木。花单生，芳香，花被9~12或更多，外轮3片绿色，盛开时向外反卷，内2轮白色，倒卵状匙形；雄蕊多数，花丝红色；雌蕊多数，分离。花期4~5月。

【生境分布】喜生于温暖湿润的地方和排水良好的酸性土壤，或栽培。分布于陕西、甘肃、贵州、四川、湖北、湖南、江西、浙江等地。

【性味功能】味苦，性微温。芳香化湿，理气宽中。

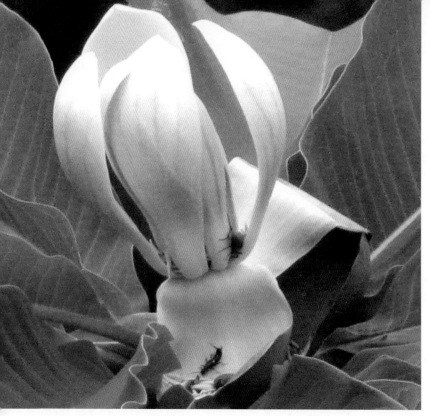

【用量用法】3~6克，水煎服，后下。

【使用禁忌】阴虚津亏者慎服。

【民间验方】*1.* 梅核气：厚朴花15~30克，水煎服。

　　2. 脾胃不和、脘腹满闷、噫气吞酸、吐泻不食：厚朴花、陈皮、甘草各6克，苍术、枳壳各9克，麦芽30克，水煎服。

　　3. 肝胃气痛：厚朴花、桂花各3克，开水冲泡代茶。

　　4. 慢性浅表性胃炎（属肝气犯胃证者）：厚朴花、绿茶各3克，佛手花4克，开水冲泡代茶。

　　5. 胸闷气阻：厚朴花3朵，梅花5克，佛手柑6克，水煎服。

- -

【典籍说药】*1.*《饮片新参》：“宽中理气。治胸闷，化脾胃湿浊。”

　　2.《中华本草》：“行气宽中，开郁化湿。主治肝胃气滞，胸脘胀闷，食欲不振，纳谷不香，感冒咳嗽等证。”

▶ 美人蕉花

【别　　名】虎头蕉花、红花蕉花。

【来　　源】为美人蕉科植物美人蕉 *Canna indica* L. 的花。

【识别要点】多年生草本。总状花序，花单生或对生；每花具1苞片；
萼片3，绿白色，先端带红色；花冠大多红色，花冠裂片
披针形；外轮退化雄蕊2~3枚，鲜红色；花柱1。花期
3~12月。

【生境分布】原产于印度，我国南北各地均有栽培。

【性味功能】味甘、淡，性凉。凉血止血。

【用量用法】6~15克，水煎服。

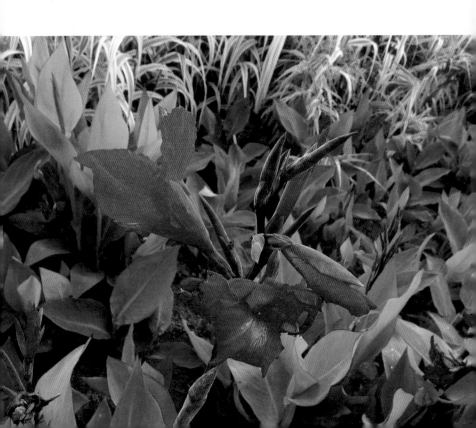

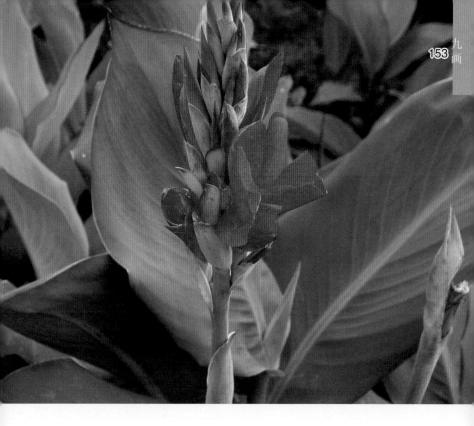

【民间验方】 *1.* 吐血、鼻衄：美人蕉花 6 克，白茅根 30 克，水煎服。

2. 崩漏：美人蕉花适量，研末，早、晚各 6 克，白开水送服，连服 3~7 日。

3. 月经不调：美人蕉花适量，研末，每日 9 克，分 2~3 次黄酒送服。

4. 跌打损伤、疮疖肿痛：鲜美人蕉花和根适量，炒热，装布袋中，热敷腹部。

5. 外伤出血：美人蕉花 15 克，水煎服。

【典籍说药】 *1.*《广州植物志》："为止血药，治金疮及其他外伤出血。"

2.《中华本草》："凉血止血。主治吐血，衄血，外伤出血。"

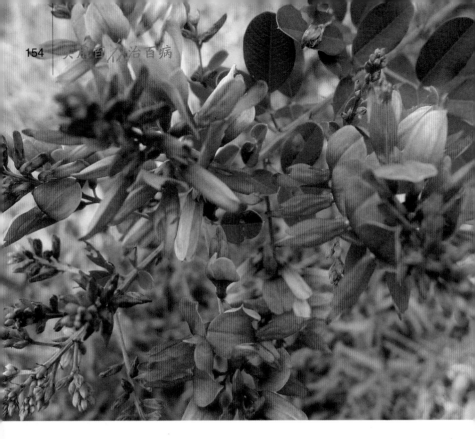

▶ 美丽胡枝子花

【别　　名】马扫帚花、把天门花。

【来　　源】为豆科植物美丽胡枝子 *Lespedeza thunbergii* subsp. *formosa* (Vogel) H. Ohashi 的花。

【识别要点】直立灌木。总状花序腋生、单生或数个集成圆锥花序；总花梗密被白色短柔毛；花萼钟状，5齿；花冠蝶形，紫红色，翼瓣和旗瓣通常比龙骨瓣短；雄蕊10，二体。花期7~9月。

【生境分布】生于山坡灌丛中、路旁、疏林下。分布于华北、华东、西南，以及台湾、湖南、广东、广西等地。

【性味功能】味甘，性平。清热凉血，祛痰止咳。

【用量用法】30~60 克，水煎服。

【民间验方】*1.* 感冒：美丽胡枝子花 30 克，水煎服。

2. 慢性支气管炎：美丽胡枝子花、千日红、肺形草各 9 克，单叶铁线莲 4.5 克，水煎，冰糖调服。

3. 肺热咯血、便血、尿血：鲜美丽胡枝子花 60 克，水煎服。

4. 肺痨咯血：鲜美丽胡枝子花 30 克，水煎，调冰糖服。

5. 便血：美丽胡枝子花 30~60 克，水煎服。

【典籍说药】*1.*《中药大辞典》："清肺，凉血。主治肺热咳嗽，便血，尿血。"

2.《中华本草》："清热凉血。治肺热咳嗽，便血，尿血。"

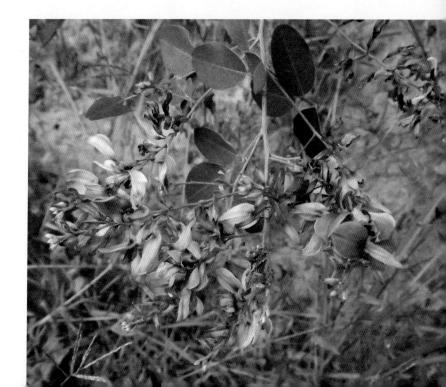

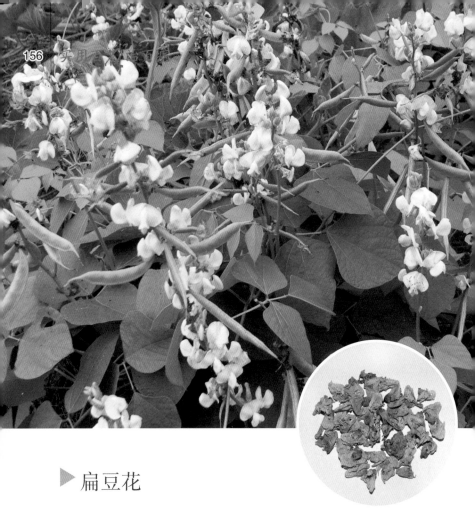

▶ 扁豆花

【别　　名】南豆花。

【来　　源】为豆科植物扁豆 *Lablab purpureus* (Linn.) Sweet 的花。

【识别要点】一年生缠绕草质藤本。总状花序腋生；2~4 花或多花丛生于花序轴的节上；花萼宽钟状，先端 5 齿，边缘密被白色柔毛；花冠蝶形，白色或淡紫色；雄蕊 10，二体。花期 6~8 月。

【生境分布】全国各地均有栽培。

【性味功能】味甘，性平。解暑化湿，和中健脾。

【用量用法】3~9 克，水煎服；外用鲜品适量，捣烂敷患处。

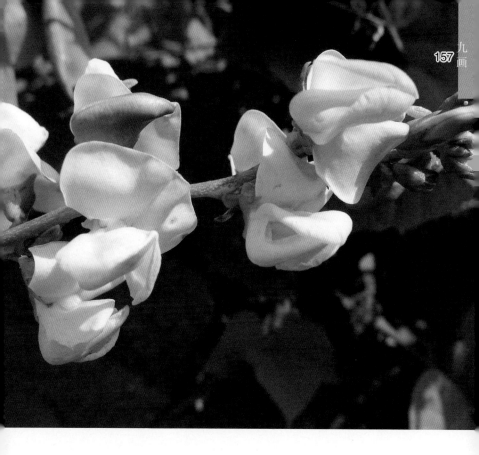

【民间验方】1. 预防中暑：扁豆花 15~24 克，水煎服。

2. 暑湿感冒：扁豆花 20 克，藿香 12 克，金银花 10 克，水煎，酌加白糖调服。

3. 伤暑腹泻：扁豆花 15 克，香薷 9 克，厚朴 6 克，水煎服。

4. 慢性结肠炎：白扁豆花 31 克，水煎服。

5. 带下病：扁豆花焙干，研末，每次 3 克，空腹以米汤送服，每日 2~3 次。

- -

【典籍说药】1.《本草图经》："主女子赤白下，干末，米饮和服。"

2.《本草纲目》："焙研服，治崩带。作馄饨食，治泄痢。擂水饮，解中一切药毒垂死。功同扁豆。"

3.《岭南采药录》："敷跌打伤，去瘀生新，消肿散青黑。"

▶结　香

【别　　名】梦花、喜花、打结花、梦冬花、新蒙花、黄瑞香。

【来　　源】为瑞香科植物结香 *Edgeworthia chrysantha* Lindl. 的花蕾。

【识别要点】落叶灌木。头状花序顶生；总花梗粗，极短，密被绢毛；花黄色，芳香；花被筒状，外被绢毛，4 裂，花瓣状平展；雄蕊 8，2 轮；花柱细长。花期 3~4 月，先叶开放。

【生境分布】生于山坡、林下、灌丛中，或栽培。长江流域及其以南各地均有分布。

【性味功能】味甘，性平。滋养肝肾，疏风明目。

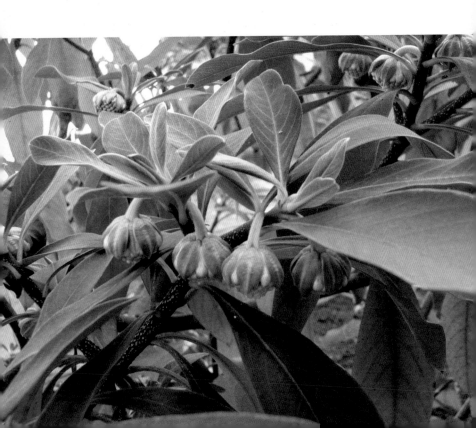

【用量用法】3~15 克，水煎服。

【民间验方】1. 胸痛、头痛：结香 15 克，橘饼 1 块，水煎服。

2. 肺虚久咳、夜盲症：结香 9~15 克，水煎服。

3. 失音：结香 3 克，水煎服。

4. 夜盲症：结香、夜明砂各 10 克，谷精草 25 克，共研细末，猪肝 1 具。将猪肝切几个裂口，撒入药末，用线扎好，放入砂锅内煮熟，分服。

5. 青盲、云翳、多眵泪、畏光：结香 2.4~3 克，水煎服。

【典籍说药】1.《分类草药性》："治失音。"

2.《中华本草》："滋养肝肾，明目消翳。主治夜盲，翳障，目赤流泪，羞明怕光，小儿疳眼，头痛，失音，夜梦遗精。"

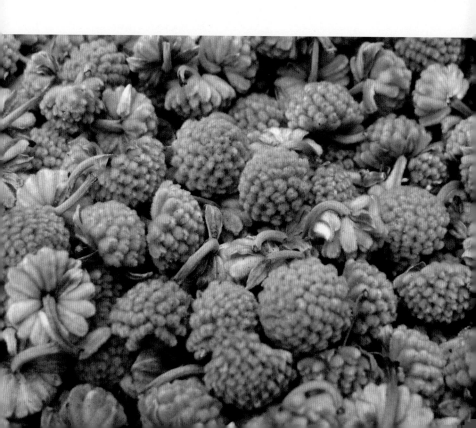

十一画

▶ 蚕豆花

【别　　名】胡豆花、南豆花、罗汉豆花。

【来　　源】为豆科植物蚕豆 *Vicia faba* Linn. 的花。

【识别要点】一年生直立草本。总状花序腋生或单生；萼钟状，膜质，
5 齿裂；花冠蝶形，白色带红色，有紫斑纹，旗瓣狭倒卵
形，顶端圆或微凹，翼瓣较短，具长爪，龙骨瓣最短。
花期 2~4 月。

【生境分布】全国各地均有栽培。

【性味功能】味甘、涩，性平。凉血止血，止带，降压。

【用量用法】6~15 克，水煎服。

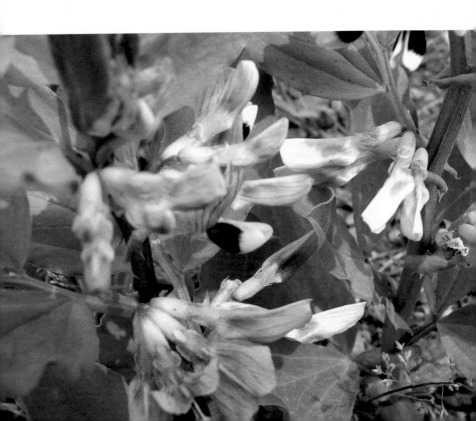

【民间验方】*1.* 高血压：蚕豆花 15 克，玉米须 15~24 克，水煎服；或蚕豆花 15 克，酌加冰糖，开水冲泡代茶；或蚕豆花 10 克，鸭跖草 30 克，水煎代茶。

2. 肝风头痛：蚕豆花 15 克，玫瑰花 5 朵，开水冲泡代茶。

3. 咯血、呕血：蚕豆花、藕节各适量，水煎服。

4. 血热漏下：鲜蚕豆花 30 克，水煎服。

5. 鼻衄：蚕豆花、白茅根各 15 克，水煎服。

【典籍说药】《中药大辞典》："止血，止带，降压。主治劳伤吐血，咳嗽咯血，崩漏带下，高血压病。"

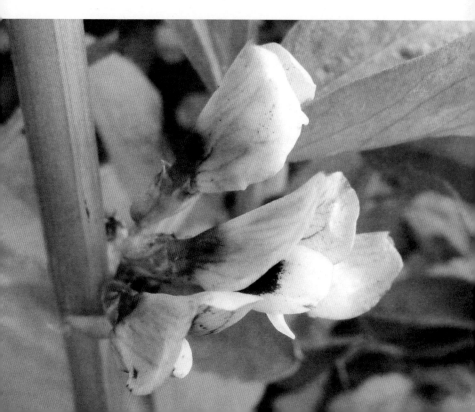

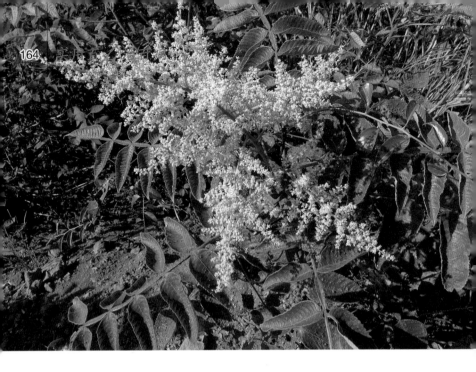

▶ 盐肤木花

【别　　名】盐麸树花。

【来　　源】为漆树科植物盐肤木 *Rhus chinensis* Mill. 的花。

【识别要点】落叶灌木或小乔木。花单性，排成大型的圆锥花序，密被锈色柔毛；花小，黄白色；雄花花萼裂片长卵形，花瓣倒卵状长圆形；雌花花萼裂片较短，花瓣椭圆状卵形；花柱3。花期 8~9 月。

【生境分布】生于向阳山坡、沟谷、灌丛或疏林中。除新疆、青海、内蒙古外，全国各地均有分布。

【性味功能】味酸、咸，性微寒。清热解毒，除湿敛疮。

【用量用法】外用适量，研末撒，或调敷患处。

【民间验方】*1.* 疮疡不收口：盐肤木花研细末，麻油调擦患处。

2. 痈毒溃烂：盐肤木花和子捣烂，香油调敷患处。

3. 鼻疳：盐肤木花或子、硼砂、黄柏、青黛、花椒各等量，共研末，吹患处。

4. 肺虚咳嗽、久嗽胸痛、胸部郁结胀闷：盐肤木花研末，每晨开水送服 3~10 克。

【典籍说药】 *1.*《湖南药物志》："治鼻疳，痈毒溃烂。"

2.《中华本草》："清热解毒，敛疮。主治疮疡久不收口，小儿鼻下两旁生疮，色红瘙痒，渗液浸淫糜烂。"

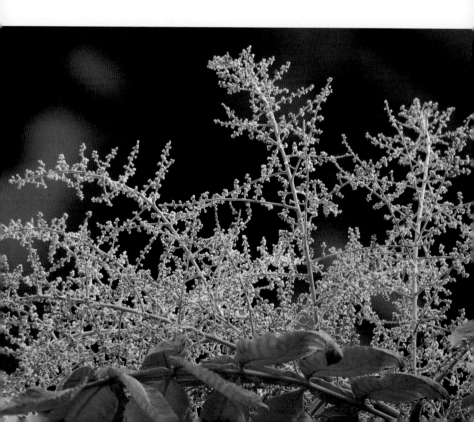

▶ 莲 花

【别　　名】荷花、水花、芙蓉。

【来　　源】为睡莲科植物莲 *Nelumbo nucifera* Gaertn. 的花蕾。

【识别要点】多年生水生草本。花大，美丽，芳香；花瓣红色、粉红色
　　　　　　或白色，矩圆状椭圆形至倒卵形；雄蕊多数，花丝细长，
　　　　　　着生于花托之下；花柱极短。花期 6~8 月。

【生境分布】生于水泽、池塘、湖沼、水田内，或栽培。广布于南北各地。

【性味功能】味苦、甘，性平。止血，祛湿，解热毒。

【用量用法】9~30 克，水煎服；外用鲜品适量，捣烂敷，或贴敷患处。

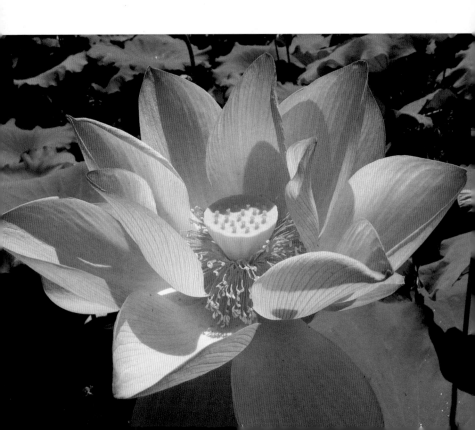

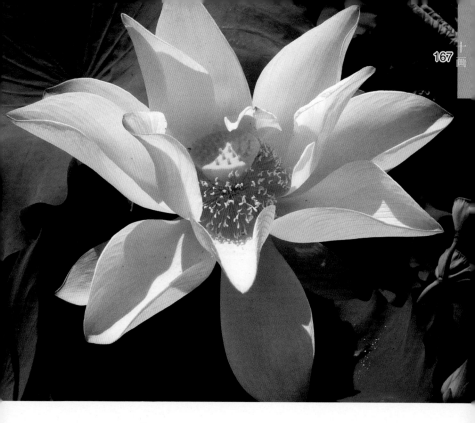

【民间验方】 *1.* 咳嗽：莲花 1 朵，冰糖适量，水炖服。

2. 暑热胸闷、汗出不畅：鲜莲花 50 克，水煎代茶。

3. 感冒暑热、烦热口渴、喘咳痰血：鲜莲花 50 克，酌加冰糖，水煎服。

4. 乳头皲裂：鲜莲花瓣适量，醋渍后贴患处，每日 3~5 次。

5. 唇上生疮：以白莲花瓣贴之。

- -

【典籍说药】 *1.*《日华子本草》："镇心，益色驻颜。"

2.《滇南本草》："治妇人血逆昏迷。"

3.《本草再新》："清心凉血，解热毒，治惊痫。消湿去风，治疮疥。"

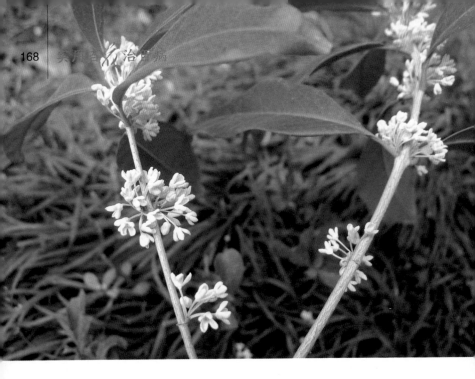

▶桂　花

【别　　名】木犀花、九里香。

【来　　源】为木犀科植物木犀 *Osmanthus fragrans* Lour. 的花。

【识别要点】常绿灌木或乔木。聚伞花序簇生于叶腋，每腋内有花多
　　　　　　朵；花萼钟状，4 裂；花冠裂片 4，白色或淡黄色，具浓
　　　　　　郁的香味；雄蕊 2，花丝极短，着生于近花冠管顶部。花
　　　　　　期 8~10 月。

【生境分布】为著名园林观赏植物之一。全国各地多有栽培。

【性味功能】味辛，性温。温肺止咳，散寒止痛。

【用量用法】3~9 克，水煎服，或开水冲泡代茶。

【使用禁忌】孕妇慎服。

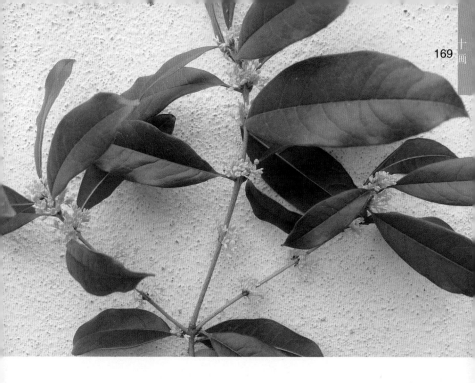

【民间验方】 *1.* 胃寒腹痛：桂花、高良姜各4.5克，小茴香3克，水煎服。

2. 胃寒气痛：桂花3克，香附、高良姜各9克，砂仁6克，水煎服。

3. 肝胃气痛、嗳气腹胀：桂花60克，米酒500毫升，密封浸泡15日，每次服30毫升，每日2次。

4. 月经紊乱：桂花10克，莲子、山药各30克，水煮，吃莲子、山药，喝汤。

5. 口臭：桂花适量，煎水含漱；或桂花、菊花各6~9克，开水冲泡代茶。

【典籍说药】 *1.*《本草纲目》： "同麻油蒸熟，润发及作面脂。"

2.《本草汇言》： "散冷气，消瘀血，止肠风血痢。凡患阴寒冷气，瘕疝奔豚，腹内一切冷病，蒸热布裹熨之。"

3.《药性考》： "窨茶造酱，调食芬馨，开胃生津。"

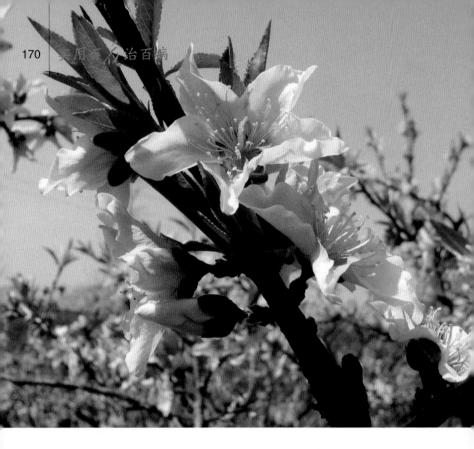

▶ 桃 花

【别　　名】玄都花。

【来　　源】为蔷薇科植物桃 *Amygdalus persica* Linn. 的花。

【识别要点】落叶小乔木。花通常单生，先于叶开放；萼片5，基部合生成短萼筒，外被茸毛；花瓣5，倒卵形，粉红色，罕为白色；雄蕊多数；花柱细长。花期3~4月。

【生境分布】全国各地普遍栽培。

【性味功能】味苦，性平。利水通便，活血化瘀。

【用量用法】3~6克，水煎服；外用适量，捣烂敷或研末撒患处。

【使用禁忌】孕妇忌服。《本草纲目》："若久服则耗阴血，损元气。"

【民间验方】 *1.* 心腹疼痛：桃花研末，每次 6 克，开水送服。

2. 便秘：桃花 1.5~3 克，研为细末，开水或温酒送服。

3. 闭经：桃花、桃仁各 10 克，当归 15 克，水煎服。

4. 雀斑：桃花、冬瓜仁各等量，共研细末，酌加白蜜调匀，涂面部，每日数次。

5. 脚气病：桃花瓣阴干为末，每次服 1.5~3 克，以温酒 1 盏送服。

【典籍说药】 *1.*《神农本草经》："令人好颜色。"

2.《本草纲目》："桃花，性走泄下降，利大肠甚快，用以治气实人病水饮肿满积滞，大小便闭塞者，则有功无害。"

3.《本草求原》："治饮积下痢，惊怒伤肝致痰饮滞血而发狂，产后二便不通。"

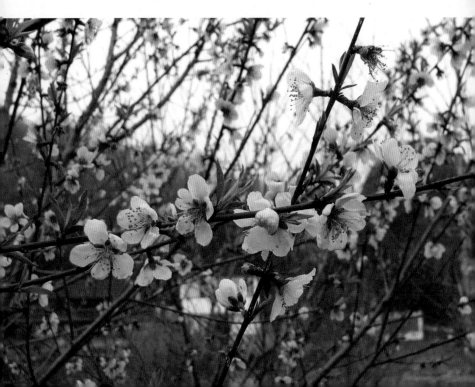

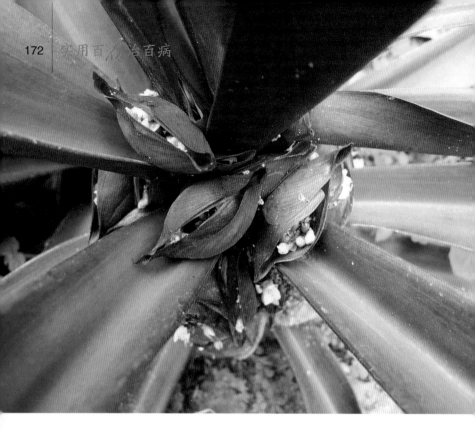

▶ 蚌兰花

【别　　名】蚌花、紫万年青花。

【来　　源】为鸭跖草科植物紫背万年青 *Tradescantia spathacea* Sw. 的花。

【识别要点】多年生粗壮草本。聚伞花序生于叶的基部，大部藏于叶内；苞片2，蚌壳状，大而扁，淡紫色，包围花序；花多而小，白色；萼片、花瓣均3，分离；雄蕊6。花期5~7月。

【生境分布】为常见园林观赏植物之一。全国大部分地区均有栽培。

【性味功能】味甘、淡，性平。清肺化痰，凉血止痢。

【用量用法】10~15克，水煎服。

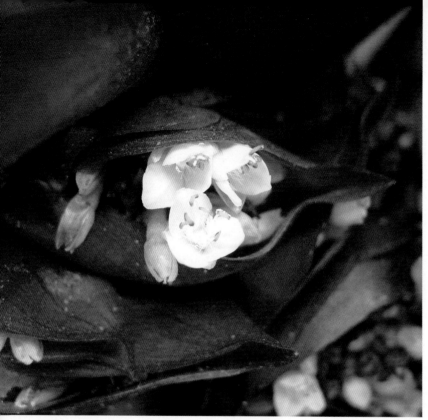

【民间验方】 *1.* 血痢：鲜蚌兰花 30 克，水煎服。

　　　　　　2. 湿热泻痢：蚌兰花、马齿苋各 30 克，车前草 15 克，水煎服。

　　　　　　3. 咯血、吐血：鲜蚌兰花 15~18 克，酌加冰糖，水炖服。

　　　　　　4. 便血：蚌兰花 15 克，猪直肠适量，水煎，饭前服。

　　　　　　5. 急性支气管炎：蚌兰花 9 克，酌加冰糖，水炖服。

- -

【典籍说药】 *1.*《岭南采药录》："治便血，咳血，和猪肉煮汤服之；治血痢，则煎水饮之。"

　　　　　　2.《中华本草》："清肺化痰，凉血止血，解毒止痢。主治肺热咳喘，百日咳，咯血，鼻衄，血痢，便血，瘰疬。"

▶凌霄花

【别　　名】藤萝花、紫葳、堕胎花、吊墙花、倒挂金钟。

【来　　源】为紫薇科植物凌霄 Campsis grandiflora (Thunb.) K. Schum. 的花。

【识别要点】落叶木质藤本。花大型，疏散顶生的聚伞花序或圆锥花序；萼钟形，5裂达中部；花冠漏斗状钟形，裂片5，外部为橙红色，内面红色；二强雄蕊。花期7~9月。

【生境分布】生于山谷、溪河边、疏林下及村庄周围，或栽培于庭园。分布于华东、中南，以及河北、陕西、四川、贵州等地。

【性味功能】味甘、酸，性寒。活血通经，凉血祛风。

【用量用法】5~9克，水煎服；外用适量，煎水熏洗患处。

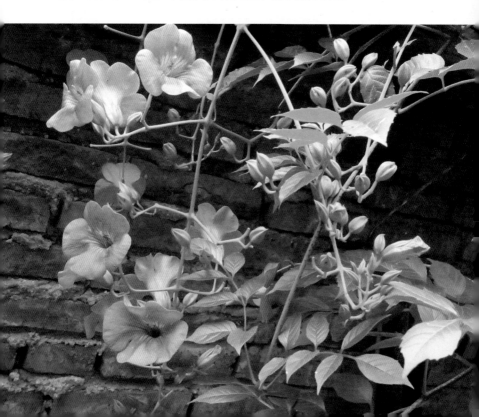

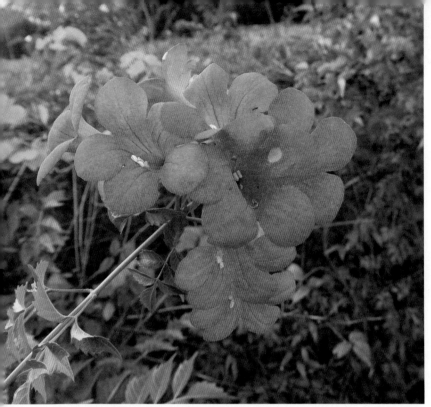

【使用禁忌】孕妇及气血虚弱者慎服。

【民间验方】*1.* 闭经：凌霄花研末，每次 10 克，饭前温酒送服。

2. 痛经：凌霄花、吴茱萸各 5 克，水煎服。

3. 痔疮出血：凌霄花 5 克，槐角 15 克，地榆炭 20 克，水煎服。

4. 身痒：凌霄花研末，酒调服 3 克。

5. 足癣：凌霄花、羊蹄、一枝黄花各适量，煎水洗患处。

6. 皮肤湿癣：凌霄花、羊蹄各等量，酌加枯矾，研末擦患处。

【典籍说药】*1.*《神农本草经》："主妇人产乳余疾，崩中，癥瘕血闭，寒热羸瘦，养胎。"

2.《本草衍义补遗》："凌霄花，治血中痛之要药也，且补阴捷甚，盖有守而独行，妇人方中多用何哉。"

3.《本经逢原》："凌霄花，癥瘕血闭，血气刺痛，疬风恶疮多用之，皆取其散恶血之功也。"

十二画

▶ 黄蜀葵花

【别　　名】侧金盏花、秋葵、棉花葵、黄秋葵、金花捷报。

【来　　源】为锦葵科植物黄蜀葵 *Abelmoschus manihot* (L.) Medicus 的花。

【识别要点】一年生或多年生草本。花单生于枝端叶腋；小苞片 4~5，疏被长硬毛；萼佛焰苞状，5 裂；花大，花瓣 5，阔倒卵形，淡黄色，内面基部紫色；花柱 5 分枝。花期 8~10 月。

【生境分布】生于山坡林缘、沟谷溪边、路旁及田边。分布于中南、西南，以及陕西、河北、山东、浙江、江西、福建等地。

【性味功能】味甘、辛，性凉。清利湿热，消肿解毒。

【用量用法】10~30 克，水煎服；外用适量，捣烂敷，或研末调敷患处。

【使用禁忌】孕妇慎用。

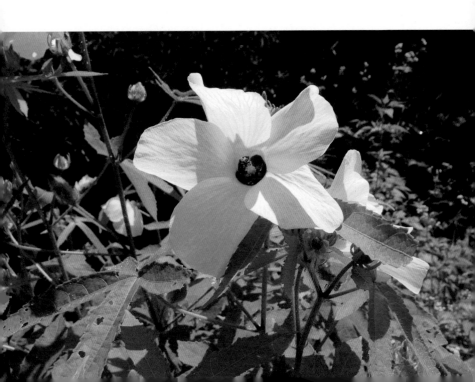

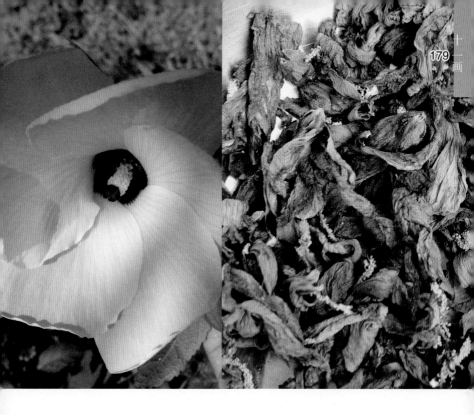

【民间验方】 *1.* 石淋：黄蜀葵花 30 克，炒为末，每次用 3 克，饭前用米汤送下，每日 2 次。

2. 肺热咳嗽：黄蜀葵花、款冬花、桔梗、黄芩、白前各 9 克，百合、白果仁各 6 克，水煎服。

3. 白带异常：鲜黄蜀葵花、鸡冠花各 60 克，猪瘦肉适量，水炖服。

4. 小儿口疮：黄蜀葵花烧灰涂患处。

5. 烧烫伤：鲜黄蜀葵花置茶油或麻油中浸泡，取油涂擦患处。

【典籍说药】 *1.*《嘉祐本草》："治小便淋及催生，又主诸恶疮脓水久不瘥者，作末敷之。"

2.《本草衍义》："疮家为要药。"

3.《本草纲目》："消痈肿，浸油涂汤火伤。"

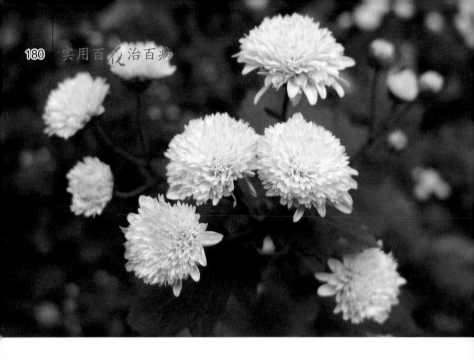

▶ 菊 花

【别　　名】甘菊、真菊、杭菊、滁菊、怀菊、贡菊、亳菊。

【来　　源】为菊科植物菊 *Chrysanthemum morifolium* Ramat. 的头状花序。

【识别要点】多年生草本。头状花序顶生或腋生；舌状花雌性，位于边缘，舌片线状长圆形，先端钝圆，白色、黄色、淡红色或淡紫色；管状花两性，位于中央，黄色。花期9~11月。为栽培种，培育的品种极多，头状花序多变化，形色各异。

【生境分布】为著名观赏花卉之一。全国各地均有栽培，药用菊花以河南、安徽、浙江栽培最多。

【性味功能】味甘、苦，性微寒。散风清热，平肝明目，清热解毒。

【用量用法】5~10克，水煎服，或开水冲泡代茶；外用适量，捣烂敷，或煎水洗患处。

【使用禁忌】《本草汇言》：气虚胃寒，食少泄泻之病，宜少用之。

【民间验方】*1.* 高血压：白菊花15克，大枣3枚，水煎服。

2. 高脂血症：菊花、山楂、金银花各 10 克，开水冲泡代茶。

3. 神经性头痛：菊花、草决明、青葙子各 10 克，甘草 3 克，水煎服。

4. 风热头痛：菊花、石膏、川芎各等量，为末，每服 5 克，茶水调服。

5. 酒精中毒：菊花、山楂、葛根各 30 克，甘草 10 克，水煎去渣，分 3 次服。

【典籍说药】 *1.*《本草经疏》："（菊花）生捣最治疔疮，血线疔尤为要药，疔者风火之毒也。"

2.《本草纲目》："菊花，昔人谓其能除风热，益肝补阴。盖不知其尤多益金、水二脏也，补水所以制火，益金所以平木，木平则风息，火降则热除，用治诸风头目，其旨深微。"

3.《药品化义》："是以肺气虚，须用白甘菊。如黄色者，其味苦重，清香气散，主清肺火。凡头风眩晕，鼻塞热壅，肌肤湿痹，四肢游风，肩背疼痛，皆由肺气热，以此清顺肺金，且清金则肝木有制。又治暴赤眼肿，目肿泪出。是以清肺热须用黄甘菊。"

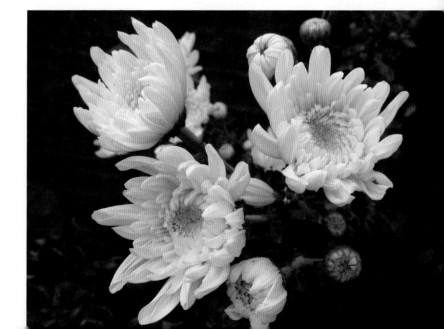

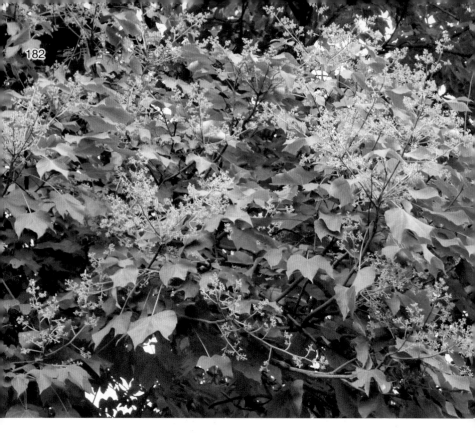

▶ 梧桐花

【别　　名】青桐花、梧桐树花。

【来　　源】为梧桐科植物梧桐 *Firmiana simplex* (L.) W. Wight 的花。

【识别要点】落叶乔木。大型圆锥花序，顶生；花单性或杂性，淡黄绿色，无花瓣；萼5深裂，几达基部，裂片线形，外被淡黄色短柔毛；雄花由10~15枚雄蕊合生；花柱长，柱头5裂。花期6~7月。

【生境分布】生于山坡路旁、林缘，或栽培。分布于全国大部分地区。

【性味功能】味甘，性平。清热解毒，利湿消肿。

【用量用法】6~15克，水煎服；外用适量，捣烂敷，或研末调涂患处。

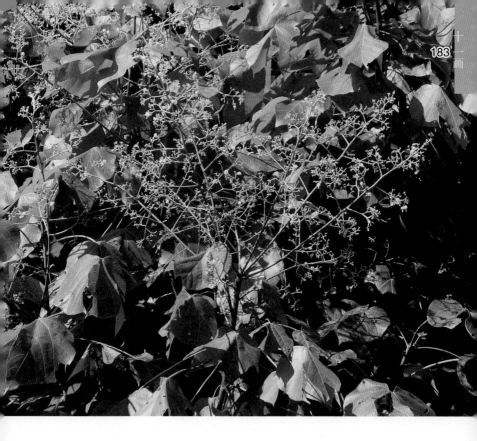

【民间验方】 1. 水肿：梧桐花 9~15 克，水煎服；或梧桐花 15 克，冬瓜皮 50 克，水煎服。

2. 肾小球肾炎：梧桐花 9~15 克，水煎服。

3. 无名肿毒：鲜梧桐花、紫花地丁各适量，捣烂敷患处。

4. 丹毒：鲜梧桐花适量，捣汁涂患处，每日数次。

5. 烧烫伤：梧桐花研末，调茶油或麻油涂抹患处。

【典籍说药】 1.《本草纲目拾遗》："治杖丹，癞头，汤火伤。"

2.《中华本草》："利湿消肿，清热解毒。主治水肿，小便不利，无名肿毒，创伤红肿，头癣，汤火伤。"

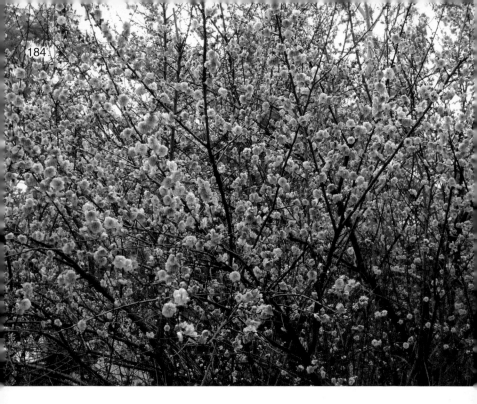

▶ 梅 花

【别　　名】红梅、绿梅、红绿梅。

【来　　源】为蔷薇科植物梅 *Armeniaca mume* Sieb. 的花蕾。

【识别要点】落叶灌木或小乔木。花单生或 2 朵并生，先于叶开放，芳香；花萼通常红褐色，萼片卵圆形；花瓣 5，白色或淡红色，宽倒卵形；雄蕊多数；花柱基部被柔毛。花期冬季至次年春季。

【生境分布】全国各地多有栽培，以长江流域以南各地最多。

【性味功能】味微酸，性平。疏肝和中，化痰散结。

【用量用法】3~5 克，水煎服。

【使用禁忌】虚寒无郁滞者慎用。

【民间验方】 *1.* 胃及十二指肠溃疡（属肝胃气滞证者）：梅花 6 克，橘饼 1~2 个，水煎服。

2. 失眠：白梅花 5 克，合欢花 10 克，黄酒 50 毫升，隔水炖沸，候温，于晚饭后 1 小时饮用。

3. 咽喉异物感、上部食管痉挛：梅花、玫瑰花各 3 克，开水冲泡，代茶常饮。

4. 妊娠呕吐：白梅花 6 克，紫苏适量，开水冲泡代茶。

5. 烧烫伤：鲜梅花置茶油浸泡，取油涂擦患处。

【典籍说药】 *1.*《本草原始》："清头目，利肺气，去痰壅滞上热。"

2.《药性纂要》："助胃中生发之气，清肝经郁结之热。"

3.《本草纲目拾遗》："安神定魂，解先天痘毒、凡中一切毒。"

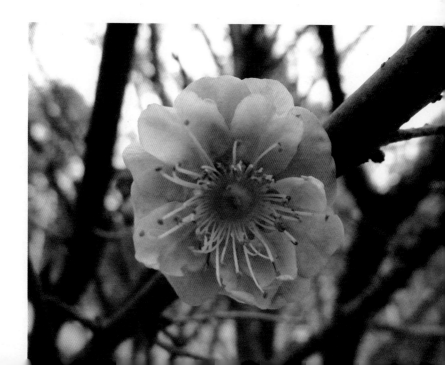

▶ 野菊花

【别　　名】山菊花、黄菊花、路边菊、野黄菊花。

【来　　源】为菊科植物野菊 *Chrysanthemum indicum* L. 的头状花序。

【识别要点】多年生草本。头状花序数个，在茎枝顶端排成伞房状圆锥
　　　　　　花序或不规则的伞房花序；总苞钟形或碟形，边缘宽膜质；
　　　　　　舌状花黄色，雌性；盘状花两性，黄色，筒状。花期9~11月。

【生境分布】生于山坡草地、田边、路旁、灌丛、海滨盐渍地，或栽培。
　　　　　　广布于全国各地。

【性味功能】味苦、辛，性微寒。清热解毒，泻火平肝。

【用量用法】9~15克，水煎服；外用适量，捣烂敷，或煎水洗患处。

【使用禁忌】脾胃虚寒者及孕妇慎服。

【民间验方】1. 急性支气管炎、咳嗽：野菊花、积雪草、车前草、忍冬
　　　　　　藤各15克，水煎服。

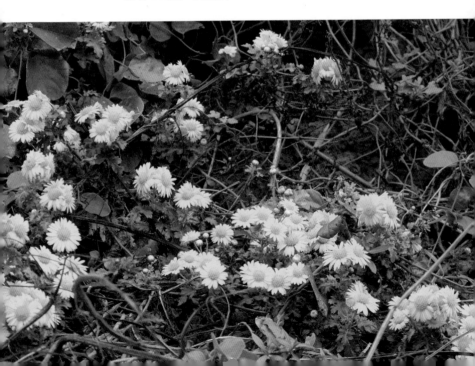

2. 肝热型高血压：野菊花、夏枯草、草决明各15克，水煎服。

3. 风热感冒：野菊花、积雪草各15克，水煎服。

4. 感冒头痛：鲜野菊花60~90克，捣烂绞汁，开水送服，渣贴太阳穴。

5. 急性肾盂肾炎：野菊花、积雪草、白茅根、兖州卷柏、车前草各15克，水煎服。

【典籍说药】 1.《本草纲目》："治痈肿，疔毒，瘰疬，眼瘜。"

2.《本草汇言》："破血疏肝，解疔散毒之药也，主妇人腹内宿血，解天行火毒丹疔，捣汁和生酒服之；或取滓敷署亦效。煮汤洗疮疥，又能去风杀虫。"

3.《本草求真》："野菊花为外科痈肿药也，其味辛而且苦，大能散火散气，故凡痈毒疔肿、瘰疬、眼目热痛、妇人瘀血等症，无不得此则治，以辛能散气，苦能散火者是也。"

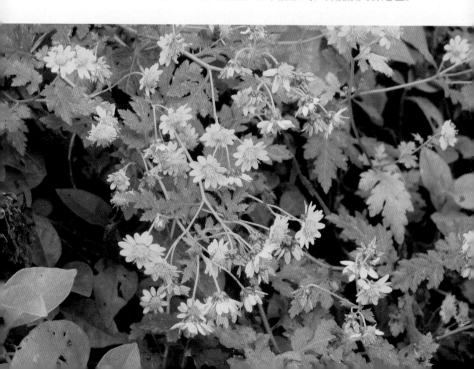

▶ 旋覆花

【别　　名】旋复花、金佛花、黄熟花、金盏花、猫耳朵花。

【来　　源】为菊科植物旋覆花 *Inula japonica* Thunb. 的花序。

【识别要点】多年生草本。头状花序生于枝顶，常排成松散的伞房花序；总苞半球形，总苞片约5层，线状披针形，近等长；花小，外围舌状花黄色，花冠舌状，舌片线形；中央两性花管状。花期6~10月。

【生境分布】生于山坡路旁、田边、河岸、原野草丛中。分布于我国东部、中部、东北部、北部等地。

【性味功能】味苦、辛、咸，性微温。降气，消痰，行水，止呕。

【用量用法】3~10克，水煎服（包煎）。

【使用禁忌】《本经逢原》："阴虚劳嗽，风热燥咳，不可误用。"

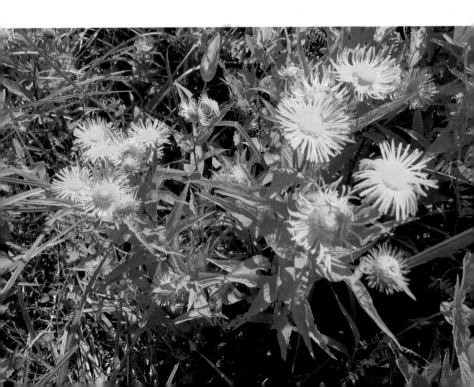

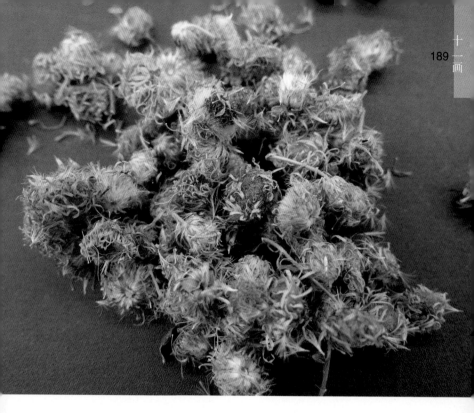

【民间验方】 *1.* 肺热咳喘：旋覆花 9~15 克，水煎服。

2. 慢性支气管炎：旋覆花、桑白皮各9克，桔梗、甘草各6克，水煎服。

3. 咳嗽气逆：旋覆花、紫苏子、生姜各9克，半夏、前胡各6克，水煎服。

4. 肝郁胁痛：旋覆花、青皮、郁金各10克，葱叶5克，水煎服。

【典籍说药】 *1.*《神农本草经》："主结气胁下满，惊悸，除水，去五脏间寒热，补中，下气。"

2.《医学入门·本草》："逐水、消痰、止呕噎。"

3.《药性切用》："下气定喘，软坚化痰，为疏理风气水湿专药。"

▶ 密蒙花

【别　　名】蒙花、老蒙花、染饭花、鸡骨头花。

【来　　源】为醉鱼草科植物密蒙花 *Buddleja officinalis* Maxim. 的花蕾及花序。

【识别要点】落叶灌木。大圆锥花序由聚伞花序组成，顶生及腋生，总苞及萼筒、花冠密被灰白色茸毛；花萼钟状，4 裂；花冠筒状，淡紫色至白色，略带黄色，4 裂；雄蕊 4，着生于花冠管中部。花期 2~3 月。

【生境分布】生于山坡、林缘、灌丛和村庄周围。分布于中南、西南，以及陕西、甘肃、安徽、福建、西藏等地。

【性味功能】味甘，性微寒。清热泻火，养肝明目，退翳。

【用量用法】3~9 克，水煎服。

【使用禁忌】《萃金裘本草述录》："虚寒内伤、劳伤目疾禁服密蒙花。"

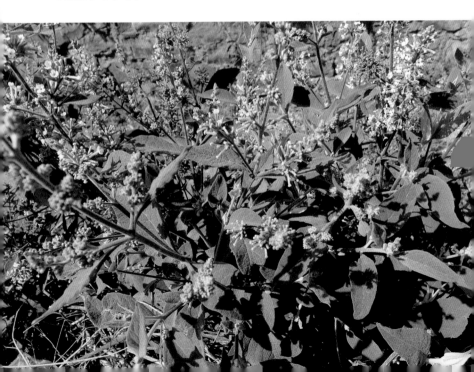

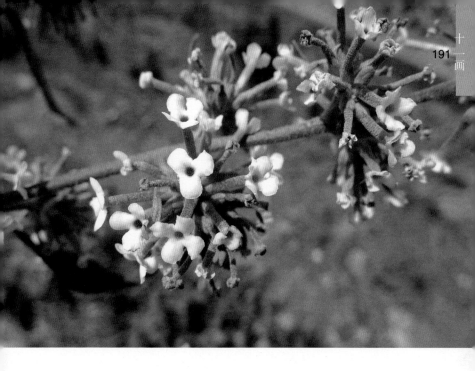

【民间验方】 *1.* 目畏日羞明：密蒙花9克，生地黄、黄芩各6克，水煎服。

2. 眼底出血：密蒙花、菊花各10克，红花3克，酌加冰糖，开水冲泡代茶。

3. 目赤肿痛：密蒙花、青葙子、龙胆草、赤芍各10克，菊花15克，水煎服。

4. 角膜云翳：密蒙花、石决明各15克，木贼、菊花、蒺藜各10克，水煎服。

5. 角膜炎、白内障、青光眼：密蒙花3克，木贼6克，石决明、菊花各15克，研末，水煎服。

【典籍说药】 *1.*《开宝本草》："主青盲肤翳，赤涩多眵泪，消目中赤脉，小儿麸豆及疳气攻眼。"

2.《本草经疏》："密蒙花，观《本经》所主，无非肝虚有热所致，盖肝开窍于目，目得血而能视，肝血虚则为青盲肤翳，肝热甚则为赤肿、眵泪赤脉及小儿豆疮余毒，疳气攻眼。此药甘以补血，寒以除热，肝血足而诸证无不愈矣。好古谓其润肝燥，宁真以之治畏日羞明，诚谓此也。"

3.《医林纂要·药性》："缓肝凉血。"

十二画

▶ 葛　花

【别　　名】葛条花。

【来　　源】为豆科植物野葛 *Pueraria lobata* (Willd.) Ohwi 的花。

【识别要点】多年生落叶藤本。总状花序腋生或顶生；萼钟状，萼齿披
　　　　　　针形；花冠蝶形，蓝紫色或紫色，旗瓣近圆形或卵圆形，
　　　　　　基部有两短耳，翼瓣较旗瓣短，龙骨瓣较翼瓣稍长；二体
　　　　　　雄蕊。花期 4~8 月。

【生境分布】生于山坡、路边草丛中。除新疆、西藏外，全国各地均有
　　　　　　分布。

【性味功能】味甘，性凉。解酒醒脾，止血。

【用量用法】3~9 克，水煎服。

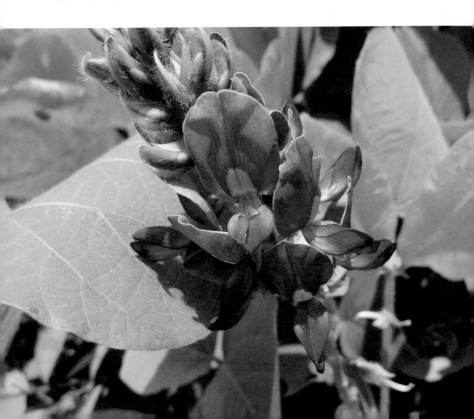

【使用禁忌】《本经逢原》："无酒毒者不可服。服之损人天元，以大开肌肉，而发泄伤津也。"

【民间验方】 *1.* 伤酒烦热口渴：葛花适量，水煎，酌加白糖调匀代茶。

2. 慢性酒精中毒：葛花 10 克，水煎服。

3. 高脂血症：葛花 10 克，荷叶半张，水煎代茶。

4. 咯血、胸痛：葛花 10 克，水煎，兑猪肉汤或白糖，饭后服。

5. 醉酒：葛花、葛根各适量，水煎，酌加白糖调服。

【典籍说药】 *1.*《名医别录》："主消酒。"

2.《滇南本草》："治头目眩晕，憎寒壮热，解酒醒脾胃，酒毒酒痢，饮食不思，胸膈饱胀发呃，呕吐酸痰。酒毒伤胃，吐血呕血。消热，解酒毒。"

3.《本草纲目》："治肠风下血。"

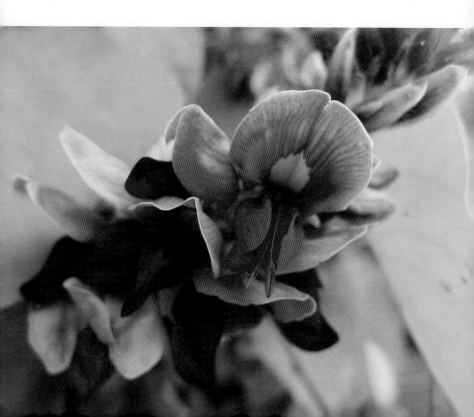

▶棣棠花

【别　　名】金碗、金棣棠、蜂棠花、麻叶棣棠、金旦子花、通花条。

【来　　源】为蔷薇科植物棣棠花 *Kerria japonica* (Linn.) DC. 的花。

【识别要点】落叶灌木。花两性，大而单生，着生在当年生侧枝顶端；萼片5，覆瓦状排列，卵状椭圆形，有小尖头；花瓣5，黄色，宽椭圆形，具短爪；雄蕊多数；雌蕊5~8，分离。花期4~6月。

【生境分布】生于山坡灌丛中，或栽培。分布于华东、西南，以及陕西、甘肃、河南、湖北、湖南等地。

【性味功能】味微苦、涩，性平。止咳化痰，利湿消肿，解毒。

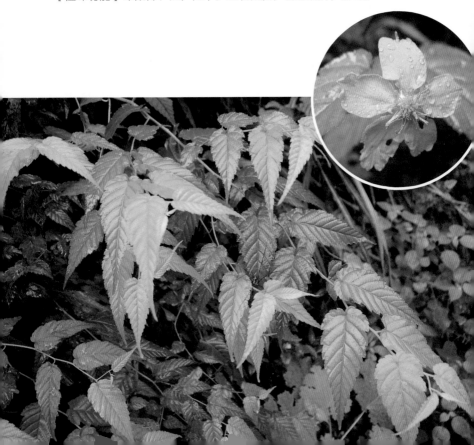

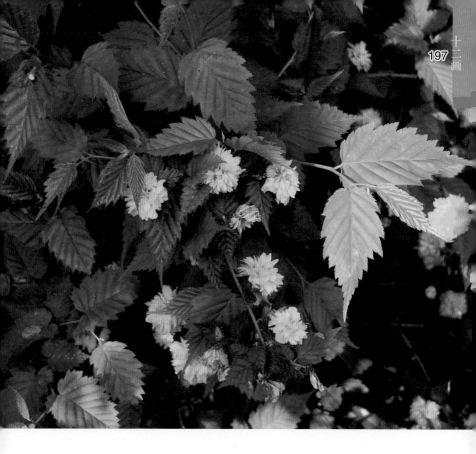

【用量用法】6~15克，水煎服；外用适量，捣烂敷，或煎水洗患处。

【民间验方】1. 支气管炎、咳嗽、痰黄：棣棠花15克，瓜蒌、杏仁、桑白皮各10克，水煎服。

2. 肺热咳嗽：棣棠花、前胡、桑白皮、三颗针各9~15克，水煎服。

3. 荨麻疹：棣棠花适量，水煎外洗。

4. 消化不良：棣棠花15克，炒麦芽12克，水煎服。

5. 痈疽肿毒：棣棠花、马兰、薄荷、菊花、蒲公英各9~15克，水煎服。

【典籍说药】1.《全国中草药汇编》："化痰止咳。主治肺结核咳嗽。"

2.《中华本草》："化痰止咳，利湿消肿，解毒。主治咳嗽，风湿痹痛，产后劳伤痛，水肿，小便不利，消化不良，痈疽肿毒，湿疹，荨麻疹。"

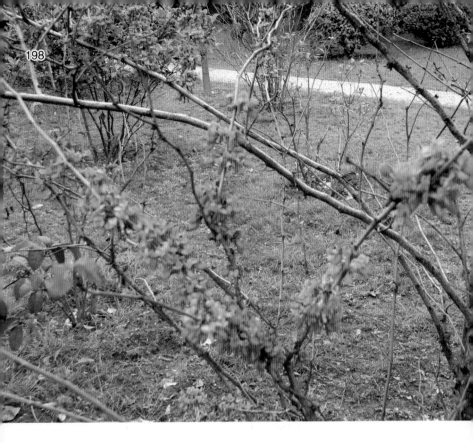

▶ 紫荆花

【别　　名】满条红。

【来　　源】为豆科植物紫荆 *Cercis chinensis* Bunge 的花。

【识别要点】落叶灌木或小乔木。花先叶开放，4~10 朵簇生于老枝上；花萼钟状，5 齿裂；花玫瑰红色，花冠蝶形，大小不等；雄蕊 10，分离，花丝细长；雌蕊 1，柱头短小。花期 4~5 月。

【生境分布】生于山坡、溪边、灌丛中，或栽培。分布于华北、华东、中南、西南，以及陕西、甘肃等地。

【性味功能】味苦，性平。清热凉血，通淋解毒，祛风除湿。

【用量用法】3~6 克，水煎服；外用适量，研末敷患处。

【使用禁忌】脾胃虚寒者慎服。

【民间验方】1. 风湿疼痛：紫荆花 30 克，白酒 300 克，浸泡 1 周，口服、外擦均可。

2. 鼻疳及鼻中生疮：紫荆花，干为末，贴之。

3. 狂犬咬伤：紫荆花 15~30 克，研粉，开水或酒送服。

【典籍说药】1.《日华子本草》："紫荆木通小肠，花功用亦同。"

2.《中华本草》："清热凉血，通淋解毒。主治热淋，血淋，疮疡，风湿筋骨痛。"

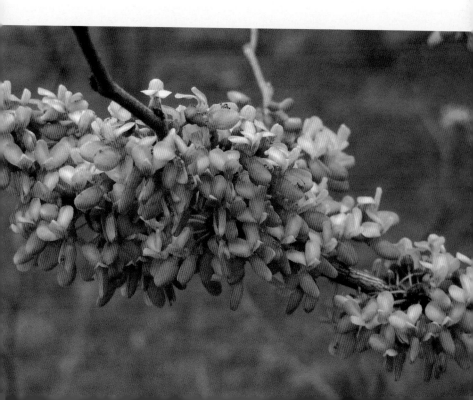

▶ 紫薇花

【别　　名】怕痒花、痒痒花、佛相花、紫金花。

【来　　源】为千屈菜科植物紫薇 *Lagerstroemia indica* Linn. 的花。

【识别要点】落叶灌木或小乔木。圆锥花序顶生，花序轴具 4 棱；花淡红色、紫色或白色；花萼 6 裂，裂片卵形；花瓣 6，边缘波状，基部具长爪；雄蕊多数，通常 6 枚，较长。花期 6~9 月。

【生境分布】为常见园林观赏植物之一。我国大部分地区均有栽培。

【性味功能】味苦、微酸，性寒。清热解毒，凉血止血。

【用量用法】10~15 克，水煎服；外用适量，捣烂敷，或煎水洗患处。

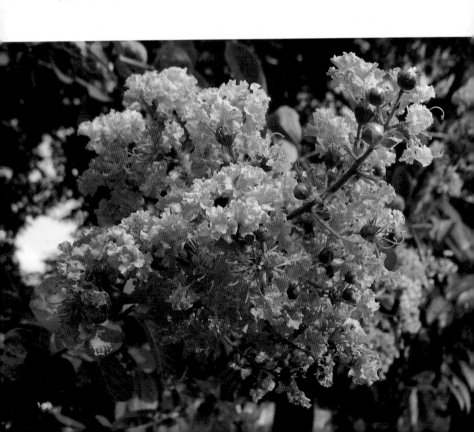

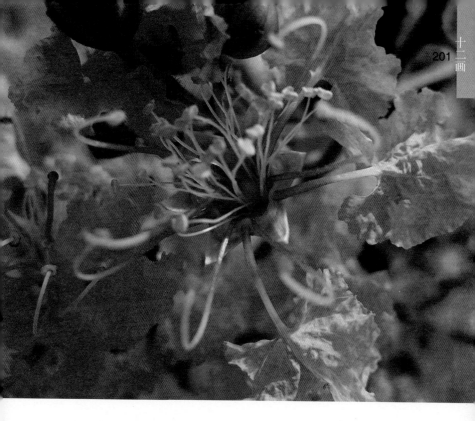

【使用禁忌】孕妇忌服。

【民间验方】*1.* 荨麻疹：紫薇花 15~30 克，水煎代茶；另取紫薇根适量，煎水熏洗患处。

2. 肺结核咯血：紫薇花、鱼腥草各等量，研末，每次服 9 克。

3. 产后崩漏：紫薇花、灶心土各 15 克，煎水，服时兑白酒少许。

4. 小儿惊风：紫薇花 3~9 克，水煎服。

5. 疮疖、痈疽肿毒：紫薇花适量，晒干研末，酌加醋调敷患处。

【典籍说药】*1.*《滇南本草》："治产后血崩不止，崩中，带下淋沥，洗疥癞癣疮。"

2.《岭南采药录》："治小儿烂头胎毒。煮油搽之，煎水洗之。"

▶ 紫藤花

【别　　名】藤萝花、藤花菜、藤花。

【来　　源】为豆科植物紫藤 *Wisteria sinensis* (Sims) Sweet 的花。

【识别要点】落叶攀缘灌木。总状花序侧生，下垂，花大；萼钟状，
　　　　　　萼齿 5；花冠蝶形，紫色或深紫色，旗瓣大，外反，基部
　　　　　　有 2 个附属体，翼瓣基部有耳，龙骨瓣钝，镰状；二体雄蕊。
　　　　　　花期 4~5 月。

【生境分布】生于山坡、林缘、溪谷两旁，或栽培于庭园内。分布于华
　　　　　　北、华东、中南、西南，以及辽宁、陕西、甘肃等地。

【性味功能】味甘，性微温；有小毒。利水消肿，散风止痛。

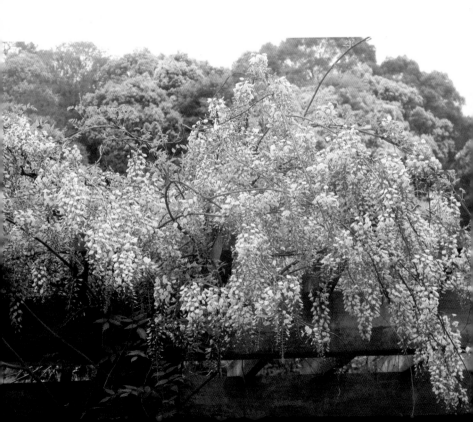

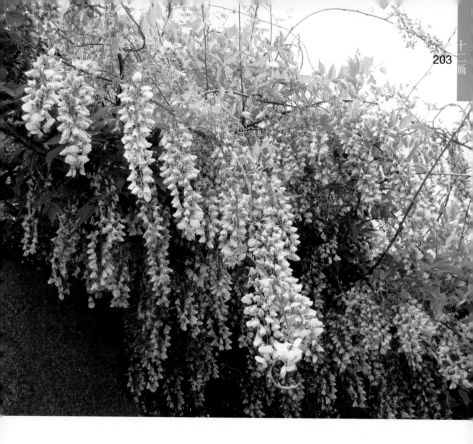

【用量用法】15~30 克，水煎服。

【使用禁忌】孕妇忌服。

【民间验方】1. 腹水肿胀：紫藤花适量，水煎，浓缩，加糖熬成膏，每
次服 1 汤匙，每日 2 次，开水冲服。
2. 清热解毒：紫藤花 25 克，荸荠丁、粳米各 100 克，加
水 1000 毫升煮成粥，酌加蜂蜜调服。
3. 跌打内伤：鲜紫藤花适量，炒作菜吃。

【典籍说药】《全国中草药汇编》："止痛，杀虫。主治腹痛，蛲虫病。"

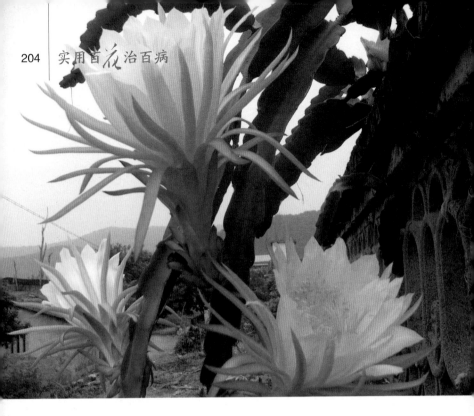

▶ 量天尺花

【别　　名】剑花、霸王花、天尺花、七星剑花。

【来　　源】为仙人掌科植物量天尺 *Hylocereus undatus* (Haw.) Britton et Rose 的花。

【识别要点】多年生攀缘植物。花大、单生，辐射对称，夜间开放；花萼花瓣状，黄绿色，有时淡紫色；花瓣纯白色，直立；雄蕊多数，乳白色，与花柱等长或较短；花柱粗壮。花期5~8 月。

【生境分布】为常见观赏花卉之一。全国各地均有栽培。

【性味功能】味甘，性微寒。润肺止咳，消肿解毒。

【用量用法】9~15 克，水煎服；外用鲜品适量，捣烂敷患处。

【民间验方】 *1.* 痰火咳嗽：量天尺花适量，酌加猪瘦肉，水炖服。

2. 肺结核咳嗽：量天尺花 20 克，甜杏仁 15 克，川贝母 10 克，水煎，酌加冰糖调匀代茶。

3. 便秘：量天尺花 15~30 克，水煎，酌加蜂蜜调服。

4. 百日咳：量天尺花、核桃仁各 15 克，党参 9 克，水煎服。

5. 腮腺炎：鲜量天尺花适量，捣烂敷患处。

【典籍说药】《中华本草》："清热润肺，止咳化痰，解毒消肿。主治肺热咳嗽，肺痨，瘰疬，疖腮。"

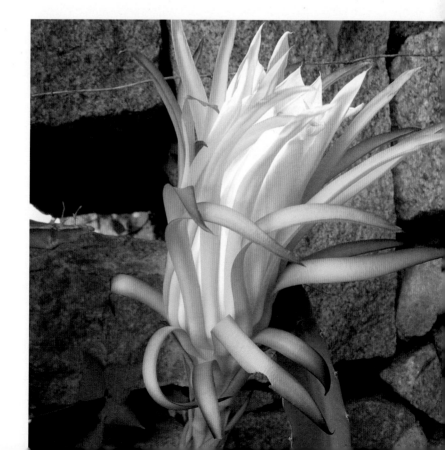

十三画

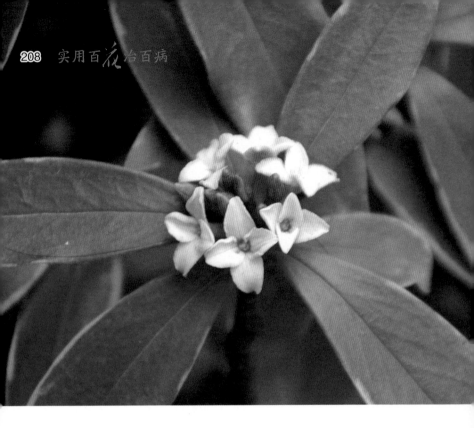

▶ 瑞香花

【别　　名】睡香花、蓬莱花、雪花、雪地开花、雪里开花。

【来　　源】为瑞香科植物瑞香 *Daphne odora* Thunb. 的花。

【识别要点】常绿灌木。头状花序，生于枝端；花白色，芳香，几无花梗；
　　　　　　苞片6~10，披针形，宿存；萼筒4裂，外被柔毛；无花冠；
　　　　　　雄蕊8；雌蕊1。花期3~5月。

【生境分布】为常见园林观赏花卉之一。各地多有栽培。

【性味功能】味甘、辛，性平。活血止痛，解毒散结。

【用量用法】3~6克，水煎服；外用鲜品适量，捣烂敷患处。

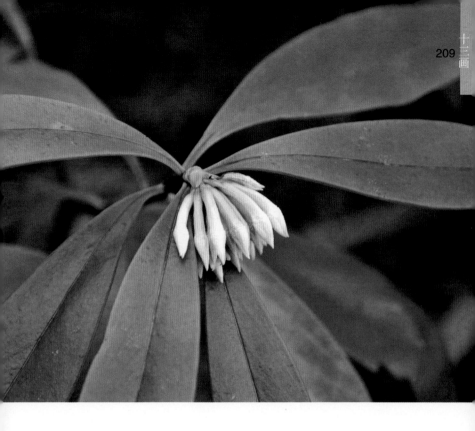

【民间验方】*1.* 齿痛：瑞香花或根皮 6 克，水煎，打入鸡蛋 2 个（去壳整煮），俟蛋熟，食蛋喝汤；或用鲜瑞香花杵烂，含痛处。

2. 眼痛：瑞香花 30 克，煎水服，并熏洗患处。

3. 风湿痛：瑞香花 6 克，桂枝 9 克，水煎服，另取瑞香枝叶煎洗患处。

4. 疔疖：瑞香花、叶用茶油浸渍，取油涂患处。

【典籍说药】*1.*《药性考》："清利头目，齿痛宜含。"

2.《本草纲目拾遗》："稀痘，治乳岩初起。"

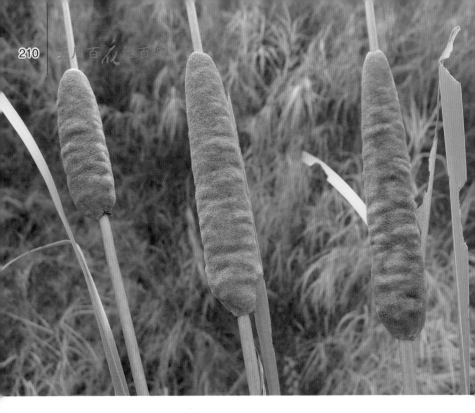

▶ 蒲 黄

【别　　名】蒲花。

【来　　源】为香蒲科植物水烛 *Typha angustifolia* L. 的花粉。

【识别要点】多年生草本。花粉为黄色细粉，质轻松，易飞扬，手捻之
有润滑感，易附着于手指上，入水不沉。

【生境分布】生于浅水低湿处，或栽培。我国南北各地均有分布。

【性味功能】味甘、微辛，性平。止血，化瘀，利尿。

【用量用法】4.5~9克，水煎服，须包煎；外用适量，研末撒，或调敷
患处。

【使用禁忌】孕妇慎服。

【民间验方】*1.* 心腹诸痛、产后瘀血腹痛：蒲黄、五灵脂各等量，研末，每服3克，每日2次，以黄酒送服。

2. 行经不畅、腹痛拒按、血色紫黑、夹有瘀块：蒲黄、五灵脂各15克，丹参30克，水煎服。

3. 重舌：生蒲黄研末，调米醋抹。

4. 脱肛：蒲黄60克，以猪脂和敷肛上，纳之。

5. 流行性腮腺炎：生蒲黄适量，调醋涂患处。

【典籍说药】*1.*《神农本草经》："主心腹膀胱寒热，利小便，止血，消瘀血。"

2.《本草汇言》："蒲黄，性凉而利，能洁膀胱之原，清小肠之气，故小便不通，前人所必用也。"

3.《药品化义》："蒲黄，专入脾经。若诸失血久者，炒用之以助补脾之药，摄血归源，使不妄行。又取体轻行滞，味甘和血，上治吐衄咯血，下治肠红崩漏。但为收功之药，在失血之初，用之无益。若生用亦能凉血消肿。"

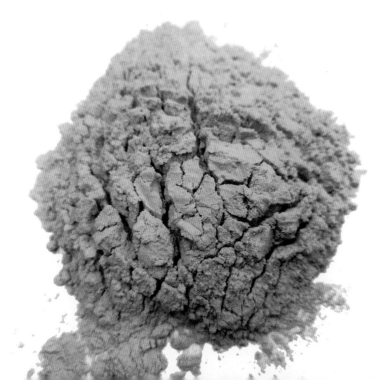

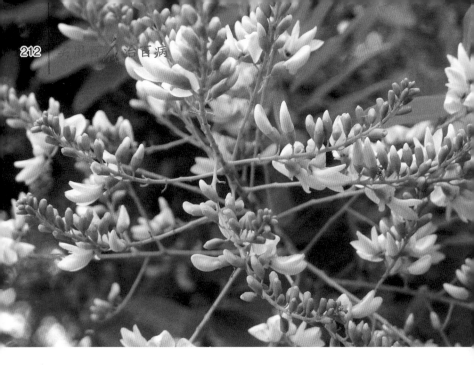

▶ 槐　花

【别　　名】槐蕊。

【来　　源】为豆科植物槐 *Sophora japonica* Linn. 的花（槐花）及花蕾（槐米）。

【识别要点】落叶乔木。圆锥花序顶生；萼钟状，5 浅裂；花冠蝶形，乳白色或黄白色，旗瓣阔心形，脉微紫，有短爪，翼瓣较龙骨瓣稍长，有爪；雄蕊 10，分离，不等长。花期 7~8 月。

【生境分布】全国各地普遍栽培。

【性味功能】味苦，性微寒。凉血止血，清肝泻火。

【用量用法】5~10 克，水煎服；外用适量，煎水熏洗患处。止血宜炒用，清热降火宜生用。

【使用禁忌】脾胃虚寒及阴虚发热而无实火者慎服。

【民间验方】*1.* 便血：槐花 20 克，大蓟根 50 克，水煎服。

2. 痔疮下血：槐花、地榆、生地黄各 9 克，水煎服。

3. 尿血：槐花 12 克，白茅根 15 克，水煎服。

4. 舌出血不止：槐花研细末，敷舌上。

5. 鼻衄：槐花研细末塞鼻孔中。

6. 白带异常：炒槐花、煅牡蛎各等量，研末，每次 6~9 克，酒送服。

【典籍说药】 1.《本草汇言》："槐花，苦寒下降，凉大肠、清血热之药也。张元素方，治肠风泻血，湿热便红，气痔、酒痔、脉痔、总因湿热下干大肠血分，必须用之。如濒湖方，称治赤白痢疾，往往用此取效，亦其意耳。"

2.《药品化义》："槐花味苦，苦能直下，且味厚能沉，主清肠红下血，痔疮肿痛，脏毒淋沥，此凉血之功能独在大肠也，大肠与肺为表里，能疏皮肤风热，是泄肺金之气也。"

3.《药义明辨》："槐花，凉血较胜于实，下焦尤有专功，而疏风则稍逊矣。"

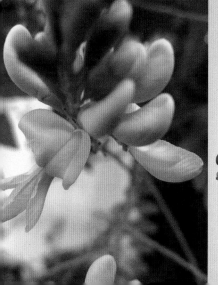
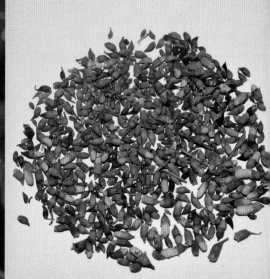

▶ 蜀葵花

【别　　名】棋盘花、一丈红、端午花。

【来　　源】为锦葵科植物蜀葵 *Althaea rosea* (Linn.) Cavan. 的花。

【识别要点】二年生直立草本。花单生或 2~4 朵簇生于叶腋，常排成顶生的总状花序式；萼钟状，5 齿裂，密被星状粗硬毛；花大，有红色、紫色、白色、粉红色、黄色和黑紫色等，单瓣或重瓣，花瓣倒卵状三角形。花期 2~8 月。

【生境分布】为常见观赏花卉之一。全国各地均有栽培。

【性味功能】味甘、咸，性凉。清热凉血，和血润燥，解毒散结。

【用量用法】3~9 克，水煎服；外用适量，捣烂敷，或研末调敷患处。

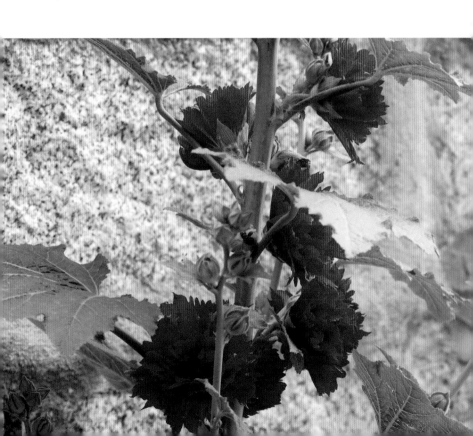

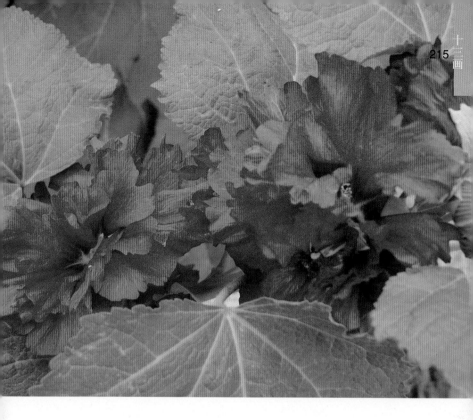

【使用禁忌】孕妇忌服。

【民间验方】*1.* 月经不调：蜀葵花 3~9 克，水煎服。

2. 赤白带下：粳米 100 克煮粥，待粥将熟时，加入蜀葵花
30 克，稍煮片刻即可。

3. 大小便不畅：蜀葵花 6 克，水煎服。

4. 喉中有异物感、吞咽不畅：蜀葵花 3 克，开水冲泡代茶。

5. 烫火伤：鲜蜀葵花浸茶油或麻油中，取油涂抹患处。

....

【典籍说药】*1.*《名医别录》："主理心气不足。"

2.《滇南本草》："凡白带，筋骨痛良效。行经络，治手
足痿软，筋骨疼痛，止妇人白带。"

3.《本草纲目》："治带下，目中溜火，和血润燥，通窍，
利大、小肠。"

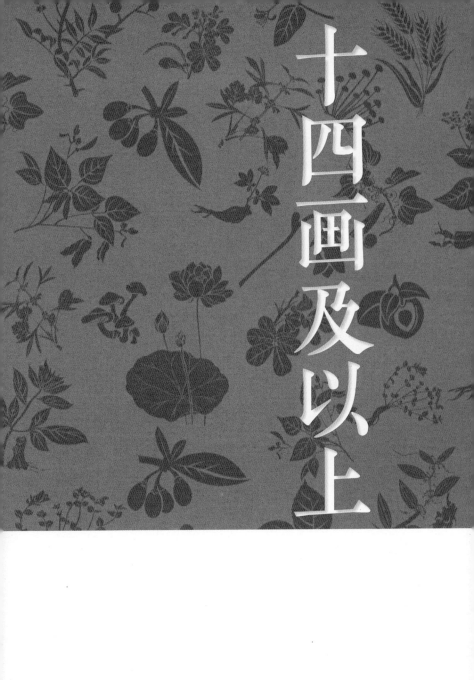

十四画及以上

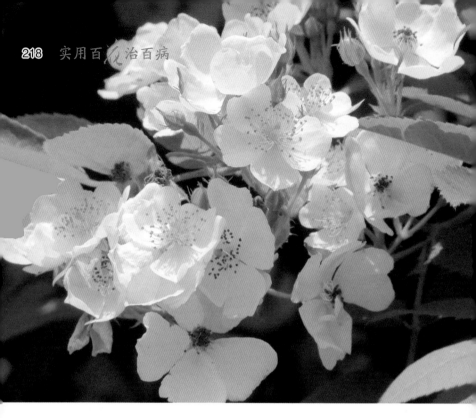

▶ 蔷薇花

【别　　名】刺花、白残花、柴米米花。

【来　　源】为蔷薇科植物野蔷薇 *Rosa multiflora* Thunb. 的花。

【识别要点】藤状灌木。花两性；多朵排成圆锥状花序；花梗、苞片疏
　　　　　　生柔毛和腺毛；花托、萼片被柔毛且疏生腺毛，萼片有细
　　　　　　羽裂；花瓣 5，白色，宽倒卵形；雄蕊多数。花期 5~6 月，
　　　　　　果期 9~10 月。

【生境分布】生于向阳山坡、溪边、路旁或灌丛中。分布于山东、江苏、
　　　　　　河南、福建等地。

【性味功能】味苦、涩，性凉。清暑热，化湿浊，顺气和胃。

【用量用法】3~6 克，水煎服。

【民间验方】*1.* 暑热胸闷、口渴、纳呆：蔷薇花、佩兰、滑石、生甘草
　　　　　　各适量，水煎服。

2. 暑热证：先将大米、绿豆煮成稀粥，待熟时酌加鲜蔷薇花及白糖，煮至粥熟即可服用。

3. 脘腹刺痛：蔷薇花、香附各 9 克，枳壳 6 克，生蒲黄、五灵脂各 4.5 克，水煎服。

4. 痢疾、赤白带下：蔷薇花 30 克，玫瑰花 20 克，共研细末，每服 6~9 克，每日 2~3 次，米汤送下。

5. 口角生疮、口腔糜烂、日久不愈：蔷薇花、金银花、连翘、玄参、生地黄各适量，水煎服。

【典籍说药】1.《医林纂要·药性》："干之可罨金疮，去瘀生肌。"

2.《本草纲目拾遗》："治疟、妇人郁结吐血。"

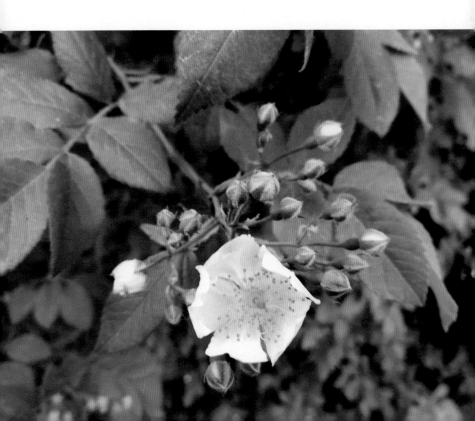

▶蜡梅花

【别　　名】梅花、腊花、腊梅花、黄梅花、巴豆花、铁筷子花。

【来　　源】为蜡梅科植物蜡梅 *Chimonanthus praecox* (Linn.) Link 的花蕾。

【识别要点】落叶灌木。花生于第二年生枝条的叶腋内，黄色，先叶开放，芳香；花被多层，螺旋状排列，外层大形，黄色，内层小形，紫棕色；雄蕊 5；雌蕊多数。花期 11 月至次年 3 月。

【生境分布】为常见庭园观赏植物之一。分布于华东，以及湖北、湖南、四川、贵州、云南等地。

【性味功能】味辛、甘、微苦，性凉；有小毒。清热解暑，理气开郁。

【用量用法】3~9 克，水煎服；外用鲜花适量，浸油涂患处。

【使用禁忌】孕妇忌服。

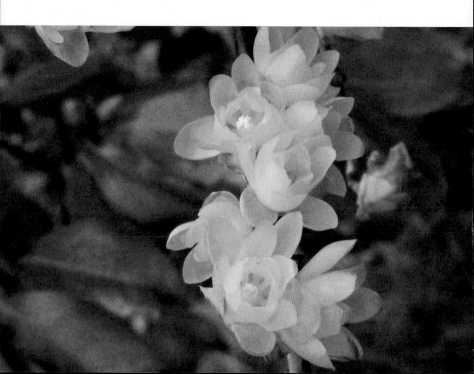

【民间验方】 *1.* 暑热证：蜡梅花、扁豆花、荷叶各适量，水煎代茶。

2. 暑热烦渴、食欲不振：蜡梅花10克，芦根、荷叶各15克，水煎服。

3. 肝胃气痛：蜡梅花6克，当归15克，制香附10克，水煎服。

4. 咽喉肿痛：蜡梅花、金银花、芦根各15克，水煎服；或蜡梅花苞21~24克，金银花、石膏各15~18克，玄参9克，芫荽9~12克，水煎，早、晚饭前各服1次。

5. 急性结膜炎：蜡梅花10克，菊花、枸杞叶各15克，水煎，酌加蜂蜜调服。

6. 烧烫伤：鲜蜡梅花适量，浸老茶油中，取油涂敷患处。

【典籍说药】 *1.*《本草纲目》："解暑，生津。"

2.《中华本草》："解暑清热，理气开郁。主治暑热烦渴，头晕，胸闷脘痞，梅核气，咽喉肿痛，百日咳，小儿麻疹，烫火伤。"

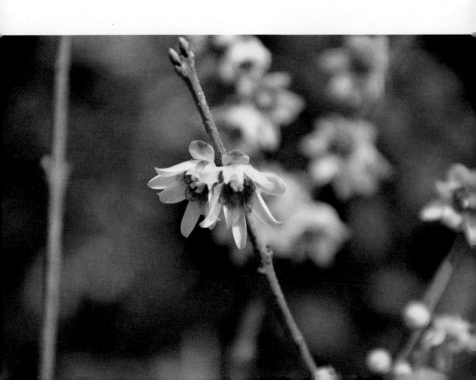

▶ 醉鱼草花

【别　　名】闹鱼花、一串花、土蒙花。

【来　　源】为醉鱼草科植物醉鱼草 *Buddleja lindleyana* Fortune 的花。

【识别要点】落叶灌木。穗状花序顶生，花倾向一侧；花萼管状，4 或 5 浅裂，有鳞片密生；花冠细长管状，紫色，外面具有白色光亮细鳞片，内面具有白色细柔毛，先端 4 裂；雄蕊 4；雌蕊 1。花期 4~7 月。

【生境分布】生于山坡、林缘、溪沟边灌丛中及村庄附近。分布于西南，以及江苏、安徽、江西、浙江、福建、广东、广西、湖南、湖北等地。

【性味功能】味辛、苦，性温；有小毒。祛痰，截疟，解毒。

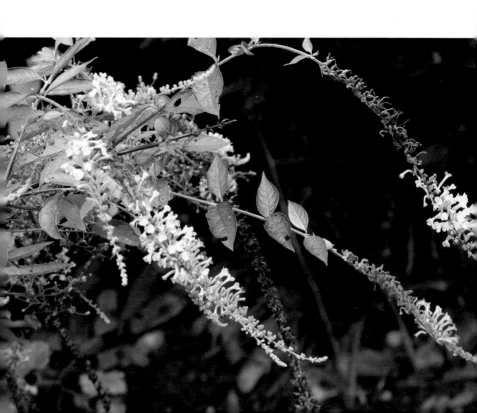

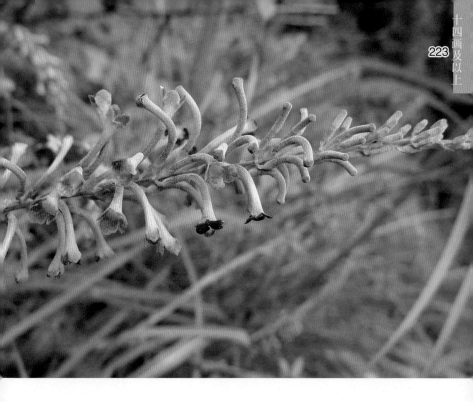

【用量用法】9~15克，水煎服；外用适量，捣烂敷，或研末调敷患处。

【使用禁忌】孕妇忌服。

【民间验方】*1.* 痰饮成喘、遇寒便发：醉鱼草花研末，每日9克，和米
粉作团，烤熟食之。
2. 烫伤：醉鱼草花研末，调麻油涂擦患处。
3. 腋痈：鲜醉鱼草花适量，冰糖少许，捣烂敷患处。
4. 痈疽疔毒：醉鱼草花、蛇葡萄根、马鞭草各等量，研末，
蜂蜜调敷患处。

【典籍说药】*1.*《中药大辞典》："治痰饮喘促，疟疾，疳积，烫伤。"
2.《中华本草》："祛痰，截疟，解毒。主治痰饮喘促，疟疾，
疳积，烫伤。"

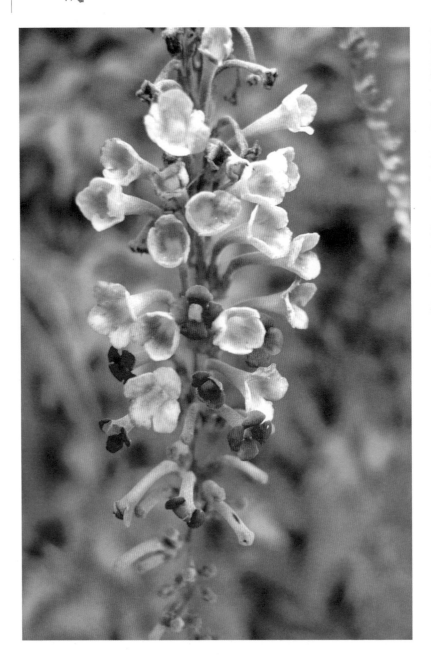

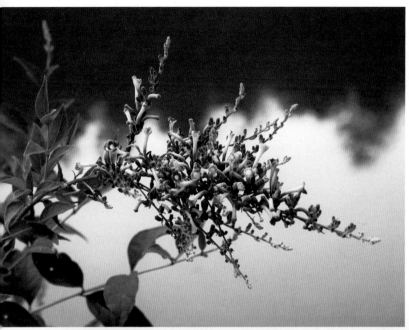

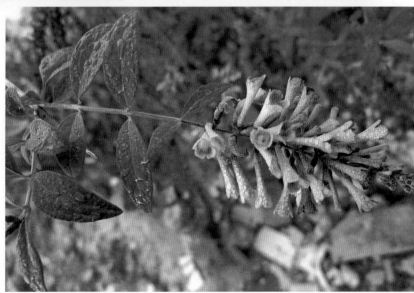

▶ 檵木花

【别　　名】檵花、纸末花、土墙花、白清明花。

【来　　源】为金缕梅科植物檵木 *Loropetalum chinense* (R. Br.) Oliv. 的花。

【识别要点】常绿灌木或小乔木。花 3~8 朵簇生于小枝端，排成短穗状花序，总花梗密被棕褐色星状毛；花萼短，4 裂；花瓣 4，条形，淡黄白色；雄蕊 4，花丝极短；花柱 2，极短。蒴果。花期 4~5 月。

【生境分布】生于向阳山坡、路旁、灌木林、林缘沟谷地及溪沟边。分布于我国中部、南部及西南等地。

【性味功能】味甘、涩，性平。清热止咳，收敛止血。

【用量用法】6~15 克，水煎服；外用适量，研末撒患处。

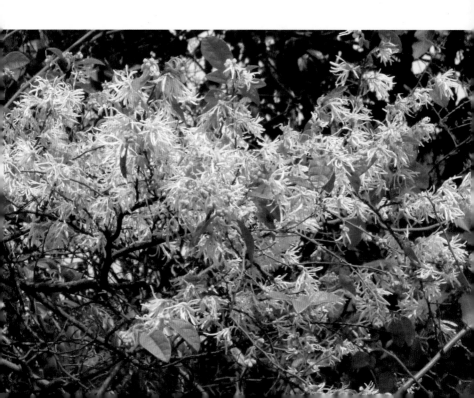

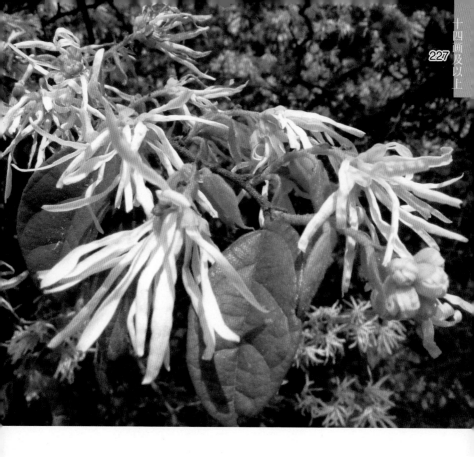

【民间验方】 *1.* 赤白痢：鲜檵木花 30~50 克，赤痢加冰糖，白痢加红糖，
水煎，分 3 次饭前温服。

2. 消化不良性腹泻：檵木花、石榴皮各 10 克，野山楂、
鹿茸草各 15 克，水煎服。

3. 咯血：檵木花 15 克，盐肤木根、龙芽草各 30 克，水煎服。

4. 预防中暑：檵木花适量，水煎代茶。

5. 视力模糊：檵木花、菊花、叶下珠各 15 克，动物肝脏适量，
水煎服。

【典籍说药】 《中华本草》："清热止咳，收敛止血。主治肺热咳嗽，
咯血，鼻衄，便血，痢疾，泄泻，崩漏。"